Jennie Harding

Chakraheilung für jeden Tag

Anleitung und Übungen

Aus dem Englischen von Svenja Tengs

Anaconda

Titel der englischen Originalausgabe: *Instant Chakra Healing*
All Rights Reserved
Design and typography © Watkins Media Ltd 2006, 2018
Text copyright © Jennie Harding 2006, 2018
Artwork copyright © Watkins Media Ltd 2018
Photography copyright © Watkins Media Ltd 2006, 2018
First published in 2002 by Duncan Baird Publishers Ltd as *Live Better: Chakra Therapy*

Die Deutsche Nationalbibliothek verzeichnet diese Publikation in der Deutschen
Nationalbibliografie; detaillierte bibliografische Daten sind im Internet unter
http://dnb.d-nb.de abrufbar.

Lizenzausgabe mit freundlicher Genehmigung
© dieser Ausgabe 2019 Anaconda Verlag GmbH, Köln
Alle Rechte vorbehalten.
Umschlagmotive: People in yoga positions, Shutterstock / Vector_dream_team (Figur). –
Collection of yoga icons, Shutterstock / Anna Frajtova (Lotus)
Umschlaggestaltung: www.katjaholst.de
Satz: F5 Mediengestaltung, Bonn
Printed in Czech Republic 2019
ISBN 978-3-7306-0692-6
www.anacondaverlag.de
info@anacondaverlag.de

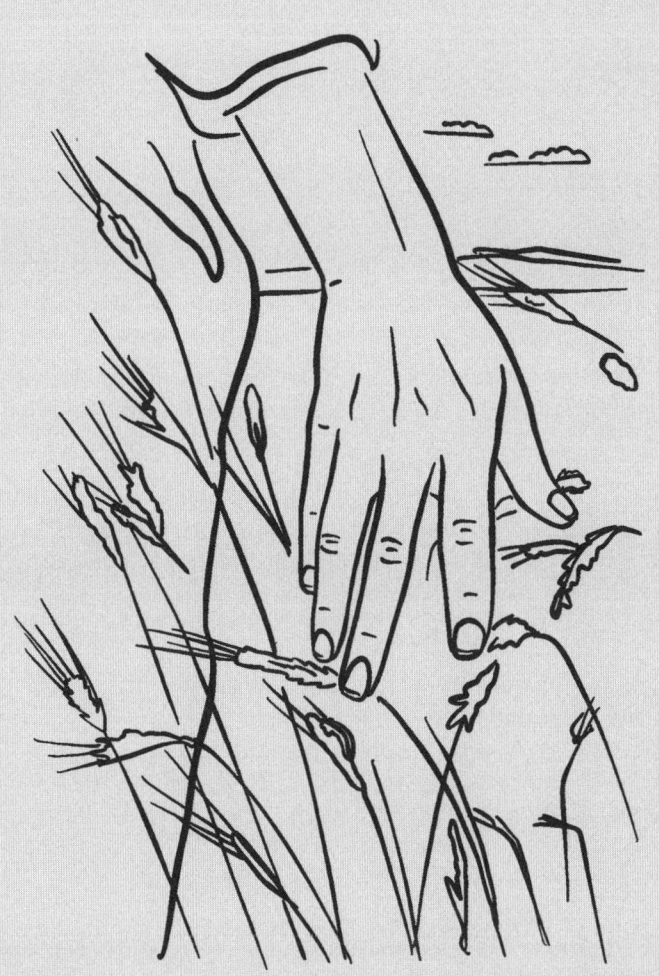

Inhalt

Einleitung 6

ERSTES KAPITEL

Chakra-Grundlagen 8
• Die Chakren im Körper finden 11 • Inspirationen 13 • Wie können mir die Chakren helfen? 14 • Der Kreis des Lebens 16
• Anleitung zu diesem Buch 18 • Inspirationen 21

ZWEITES KAPITEL

Chakren und der Körper 22
• Wie Chakren den Körper ins Gleichgewicht bringen 24
• Inspirationen 27 • Das Wurzel- und Sakralchakra und der Körper 28 • Das Solarplexus- und Herzchakra und der Körper 30
• Das Hals- und Stirnchakra und der Körper 32 • Das Kronenchakra und der Körper 34

DRITTES KAPITEL

Chakra-Profile 36
• Das Wurzelchakra 38 • Gefühle des Wurzelchakras 40
• Inspirationen 43 • Yoga für das Wurzelchakra 44
• Visualisierung 47 • Das Sakralchakra 48 • Gefühle des Sakralchakras 50 • Inspirationen 52 • Yoga für das Sakralchakra 54 • Visualisierung 57 • Das Solarplexuschakra 58

- Gefühle des Solarplexuschakras 60 • Inspirationen 62
- Yoga für das Solarplexuschakra 64 • Visualisierung 67
- Das Herzchakra 68 • Gefühle des Herzchakras 70
- Inspirationen 73 • Yoga für das Herzchakra 74
- Visualisierung 76 • Das Halschakra 78 • Gefühle des Halschakras 81 • Inspirationen 82 • Yoga für das Halschakra 84
- Visualisierung 87 • Das Stirnchakra 88 • Gefühle des Stirnchakras 91 • Inspirationen 92 • Yoga für das Stirnchakra 94
- Visualisierung 97 • Das Kronenchakra 98 • Gefühle des Kronenchakras 100 • Inspirationen 103 • Yoga für das Kronenchakra 104 • Visualisierung 106

VIERTES KAPITEL

Das gesamte System 108
- 7-Chakren-Farbmeditation 110 • Inspirationen 113
- 7-Chakren-Tönübung 114 • Ätherische Öle und die Chakren 116 • Inspirationen 121 • Kristalle und die Chakren 122

Register 126

EINLEITUNG

Willkommen zu dieser Anleitung für mehr Entspannung und Wohlbefinden, die auf dem indischen Chakra-System basiert. Diese Philosophie zeigt uns auf, wie wir ein inspiriertes, harmonisches Leben führen und ein tiefes Verständnis vom Energiesystem des Körpers gewinnen können.

In unserer schnelllebigen Welt von heute neigen wir dazu, unsere Aufmerksamkeit auf die physischen Aspekte des Daseins zu richten – die Dinge, die wir sehen und berühren können. Wir wissen zum Beispiel, dass ein Stuhl existiert, weil wir ihn sehen, berühren und auf ihm sitzen können. Jeden Tag füllt sich unser Geist mit tausenden physischen Wahrnehmungen, die uns manchmal zu viel werden können.

Antiken Lehren aus Indien ist ein anderer Lebensentwurf gemein. Neben der physischen Erfahrung glaubt man an ein darunterliegendes unsichtbares System, das alle Dinge durchdringt. Es besteht aus einer Energie namens prana, der »Lebenskraft« oder »Lebensenergie«. Auf unterschiedlichen Frequenzen tritt diese Energie an bestimmten Stellen oder Energiezentren in den Körper ein. Diese Energiewirbel heißen Chakren, was in der altindischen Sprache Sanskrit »Rad« bedeutet.

EINLEITUNG

Das Chakra-System gehört zur Yoga-Tradition, die vor mehreren Tausend Jahren in Indien entstand. Indische Gelehrte glaubten, dass sich die universale Energie – die alles erschaffende Kraft – über die Chakren in Frequenzen verwandelt, die für den menschlichen Körper nutzbar ist. Eines der fundamentalen Universalgesetze der Antike besagt, dass Energie der Form vorausgeht – in der Neuzeit wird in der Quantenphysik dieselbe Idee vertreten. Wir haben also nicht nur einen physischen Körper, den wir sehen und berühren können, sondern auch einen unsichtbaren »Energiekörper«, der unsere materielle Form durchdringt. Die Chakren sind unser Energiegerüst, das auf der unsichtbaren Ebene nötig ist, um den menschlichen Körper auf der physischen Ebene zu erschaffen, zu heilen und ins Gleichgewicht zu bringen.

Im Körper des Menschen gibt es sieben große Chakren und mithilfe dieses Buch können Sie herausfinden, wofür sie stehen, wo sie liegen und wie Sie Ihr Leben verbessern können, indem Sie mit ihnen arbeiten, sie ins Gleichgewicht bringen und sie unterstützen. Auf dieser Reise können Sie die positiven Effekte der Chakra-Energie in Ihrem Körper erleben. Wenn Sie sich gerade erst dafür geöffnet haben, wird Ihnen das Leben auf neue, bereichernde Art und Weise begegnen.

ERSTES

Chakra-Grundlagen

Ein Chakra ist eine Stelle im Körper, an dem sich die Energie wirbelförmig dreht. Manchmal wird es als etwas beschrieben, das wie eine Lotusblume Blütenblätter hat. Wenn das Chakra geöffnet ist und seine Energie frei fließt, sind die Blütenblätter geöffnet. Ist es geschlossen, leer oder blockiert, sind die Blütenblätter fest verschlossen. Dieses Bild wird häufig bei Visualisierungen verwendet, um den Fluss von lebensspendender Energie durch alle sieben Chakren zu öffnen und zu erhalten. Wir werden die entsprechenden Techniken später in diesem Buch üben.

Jedes Chakra befindet sich an der Vorder- und Rückseite des Körpers und verläuft durch die dreidimensionale Struktur des physischen Rahmens. In der Brustmitte gibt es zum Beispiel einen Bereich

KAPITEL

namens Herzchakra, wo die Energie wirbelförmig in den Körper hinein, durch die Wirbelsäule hindurch und zwischen den Schulterblättern wieder hinausfließt. Jedes der sieben großen Chakren hat einen vorderen und hinteren Bereich, auch wenn für gewöhnlich nur eine Seite gezeigt wird (siehe Schaubild auf Seite 10).

Das Wort »Chakra« ist auch mit den Sanskrit-Begriffen für Kosmos oder Universum verwandt, und das Chakra-System veranschaulicht, inwiefern wir ein Teil des Universums sind und das Universum ein Teil von uns ist. Wir kommen aus der Energie, nehmen eine physische Form an, gehen durchs Leben und kehren zur Energie zurück – dies ist das Muster des Daseins.

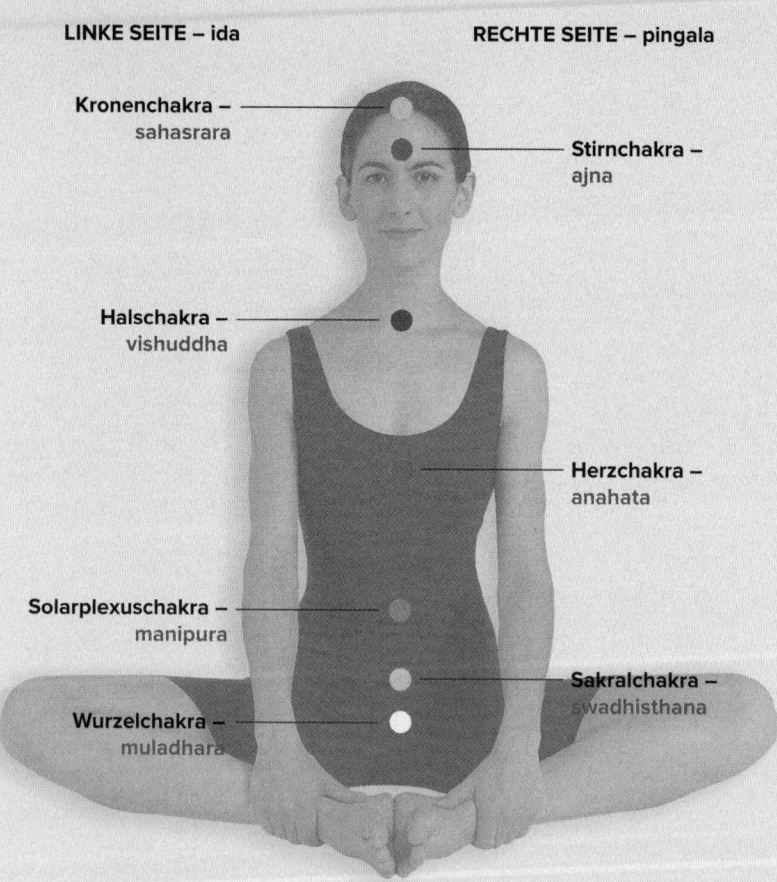

DIE CHAKREN
IM KÖRPER FINDEN

Die sieben großen Chakren verlaufen vom Scheitelpunkt des Kopfes zu Stirn, Hals, Brust und Bauch bis zum unteren Ende der Wirbelsäule. In der indischen Tradition gibt es auch kleine Chakren, zum Beispiel in den Handflächen, doch die sieben großen Chakren sind die wichtigsten. Sie sind wie Transformatoren in einem Stromnetz, in dem die Frequenz geändert wird.

Jedem der sieben großen Chakren ist eine Farbe zugeordnet – zusammen ergeben sie das komplette Regenbogenspektrum. Das Wurzel- und Sakralchakra sind rot und orange – warme Farben, die für die Verbindung der Chakren mit physischer Energie stehen. Der Solarplexus ist goldgelb, voller Dynamik. Das Herz ist grün, vibrierend und dehnt sich aus wie eine Pflanze, die wächst. Das Hals-, Stirn- und Kronenchakra haben blaue und lilafarbene Töne, die mit den kühlen, doch schnellen Energieschwingungen von Kommunikation, Denken und Kreativität verbunden sind. Jedes Chakra ist mit verschiedenen Alltagsaktivitäten verknüpft. Unsere Chakra-Energien nutzen wir die ganze Zeit; indem wir mehr über Chakren lernen, können wir dies bewusst tun.

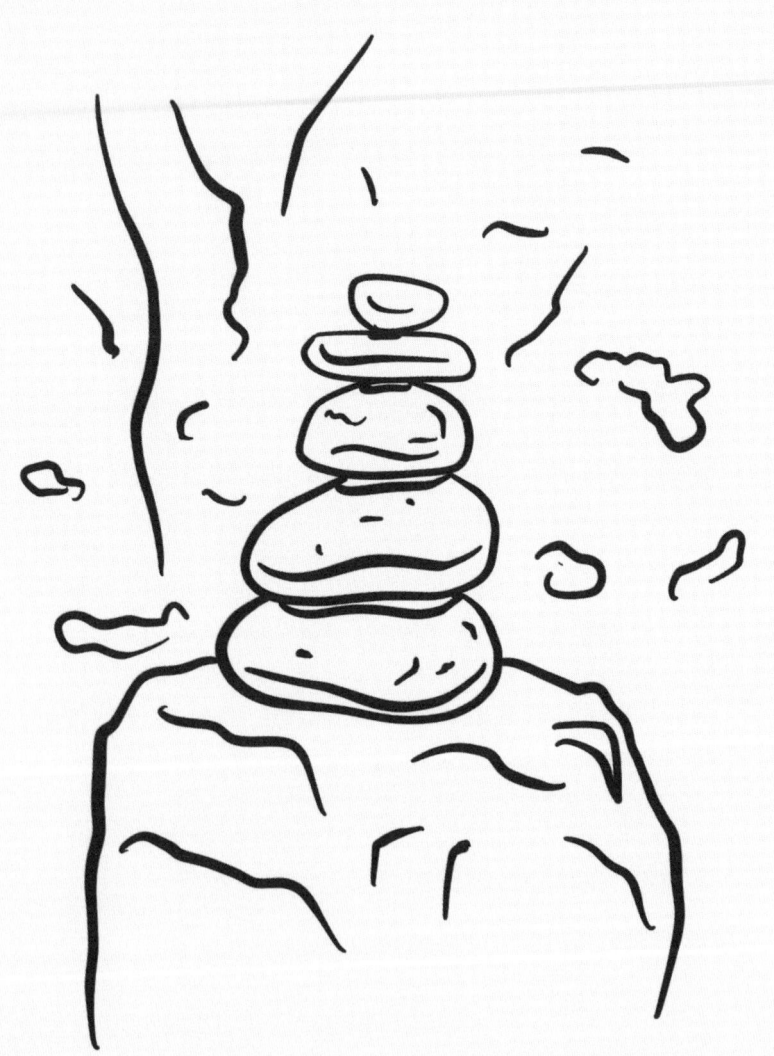

INSPIRATIONEN

Am besten und sichersten ist es, das Leben im Gleichgewicht zu halten und die großen Mächte in unserer Umgebung und in unserem Inneren anzuerkennen. Wer das kann und auf diese Weise lebt, ist wahrhaft weise.

EURIPIDES
(UM 484–406 V.U.Z.)

CHAKRA-GRUNDLAGEN

WIE KÖNNEN MIR DIE CHAKREN HELFEN?

Mehr über die Energieformen im eigenen Körper zu erfahren und zu lernen, wo sie konzentriert sind und in welcher Verbindung sie zu Gefühlen oder Stimmungen stehen, kann in Bezug auf den Umgang mit den alltäglichen Herausforderungen des Lebens einen entscheidenden Unterschied machen. Anstatt von Stress, Verstimmung oder Druck geleitet auf Situationen zu reagieren, werden Sie in der Lage sein, die Ereignisse in Ihrem Leben neu zu deuten und Chakra-basierte Methoden anzuwenden, um einen Umgang damit zu finden.

Ihre Chakra-Energien können auf unterschiedliche Art und Weise beeinflusst werden, zum Beispiel durch einfache Übungen, Visualisierungen, die Anwendung ätherischer Öle oder Kristalle oder durch Yogastellungen – das alles wird später im Buch beschrieben. Wenn Sie erst gelernt haben, Ihre Chakren zu lokalisieren, ihr Verhältnis zum physischen Körper zu verstehen und ihren Nutzen für Ihren Energiekörper zu spüren, werden Sie sich selbst immer besser verstehen und einen erhöhten Bewusstseinszustand erleben. So können Sie die Ereignisse in Ihrem Leben beobachten, ohne sofort von ihnen überrollt oder emotional überwältigt zu werden.

WIE KÖNNEN MIR DIE CHAKREN HELFEN?

Wir alle durchleben Zeiten, in denen wir das Gefühl haben, dass das Leben uns zu viel wird. Durch die Arbeit am Chakra-System können wir herausfinden, warum wir uns auf bestimmte Art und Weise fühlen, und anhalten, um Veränderungen im Körper zu spüren und anders auf Herausforderungen zu reagieren.

Wer auf seine Chakren achtet und sie unterstützt, optimiert den Energiefluss im eigenen Körper. Das Reinigen, Lösen und Ausbalancieren der Chakra-Energien, bei dem man für gewöhnlich vom Wurzel- bis zum Kronenchakra vorgeht, funktioniert wiederum als Teil eines ganzheitlichen Ansatzes für das Wohlbefinden, der sich positiv auf alle Bereiche von Verstand, Körper und Geist auswirkt. Jedes der Chakren schwingt auf einer eigenen Frequenz, doch sie sind alle miteinander verbunden. Diese Schwingungen entsprechen auch verschiedenen Gemütszuständen und Aktivitäten, mit denen wir uns jeden Tag beschäftigen, und beeinflussen diese. Die unterschiedlichen physischen, emotionalen und psychologischen Verbindungen zwischen unserem Körper und den einzelnen Chakren untersuchen wir eingehend im zweiten und dritten Kapitel. Danach können Sie eigenständig herausfinden, welches Ihrer Chakren einer speziellen Zuwendung bedarf und ausbalanciert oder unterstützt werden muss, um eventuelle Symptome zu lindern.

CHAKRA-GRUNDLAGEN

DER KREIS DES LEBENS

Veränderung ist ein beständiger Faktor im Leben, doch sie fällt uns häufig schwer. Wir mögen es nicht, wenn sich Dinge verändern, fühlen uns sicherer in dem Glauben, dass sich nichts verändern wird, und können verärgert oder depressiv werden, wenn äußere Umstände uns aufzeigen, dass Veränderung in Wahrheit unausweichlich ist.

Die Natur ist eine große Lehrmeisterin der Veränderung, doch in den entwickelten Ländern sind wir zunehmend von ihr abgeschnitten. Die Zyklen der Jahreszeiten und die Art und Weise, wie Pflanzen, Vögel und andere Lebewesen auf die Umwelt reagieren, sind weit entrückt von einem Leben in Beton-, Stahl-, Glas- und Plastikbauten oder metallenen Autos, Zügen und Flugzeugen. Wir glauben, alle Aspekte des Daseins kontrollieren zu können, aber tief im Innern fühlen sich viele Menschen leer oder haben das Gefühl, ihr Leben nicht unter Kontrolle zu haben.

Wir müssen uns wieder auf die Idee besinnen, dass Energie jene dynamische, das Universum erschaffende Kraft, unaufhörlich in Bewegung ist. Sterne, Planeten und ganze Galaxien entstehen, entwickeln sich zu voller Pracht, verblassen oder explodieren vielleicht in Partikel, die umherfliegen und nach und nach neue Systeme bilden – es gibt Leben, Tod und dann Wiedergeburt. Diese Idee ist tief in der indischen

DER KREIS DES LEBENS

Philosophie und Glaubenslehre verwurzelt. Auf unserem Lebensweg erleben wir diese Zyklen auf der physischen Ebene unentwegt, doch wir stammen von Energie ab und irgendwann werden wir zu diesem Zustand zurückkehren.

Durch die Chakra-Frequenzen können wir die Dynamik der universellen Energie im Körper selbst erfahren. Wir bewegen uns von der inspirierenden Ebene des Scheitelpunkts zum intuitiven Wissen des dritten Auges (der Stirn), zur Stimme im Hals, die Ideen Klang und Bedeutung verleiht, zu den Gefühlen im Herzen und zum Vertrauen im Solarplexus, um am Sakralchakra mit anderen Menschen in Kontakt zu treten und am Wurzelchakra aktiv zu werden. So leiten wir neue Zyklen von Gedanken, Gefühlen und Handlungen ein – und genauso entwickelt sich das Leben weiter.

Ein tieferes Verständnis der Chakren ist hilfreich, um Veränderung anzunehmen. Wer weiß, dass die eigenen Energien ununterbrochen in Bewegung sind und sich verändern, der erlebt Veränderung als aufregend. Das Leben ist eine dynamische, kreative und sich entwickelnde Reise, nicht statisch und linear, sondern dreidimensional, farbenfroh und vibrierend. Wir sind hier, um uns an der Welt zu erfreuen – mit offenem Herzen und Geist und bei vollem Bewusstsein. Dafür müssen wir nichts weiter tun, als es zuzulassen.

CHAKRA-GRUNDLAGEN

ANLEITUNG ZU DIESEM BUCH

Dieses Buch soll Ihnen helfen, sich Ihrer Chakra-Zentren im Alltagsleben bewusst zu sein, damit Sie ihre Energien ausbalancieren und ein harmonischeres Leben führen können – in Ihrem Körper und in Ihrer Umgebung. Verschiedene Arten von Übungen und Visualisierungen werden Sie in die Lage versetzen, Ihre eigenen Energielevels zu erforschen sowie Körper und Geist im Gleichgewicht zu halten.

Im zweiten Kapitel werden wir sehen, in welchem Verhältnis die Chakren zum physischen Körper stehen. Wir finden heraus, wo sich diese Energiezentren befinden und inwiefern sie mit unserem physischen Wohlbefinden verbunden sind. Probieren Sie die praktischen Aufgaben aus, mit denen Sie Energieblockaden lösen und sich mit neuer Energie versorgen können.

Im dritten Kapitel werden wir uns detailliert mit jedem Chakra beschäftigen, damit Sie ein Verständnis von jedem einzelnen der sieben Energiezentren entwickeln. Wir erfahren mehr über die Farbschwingung jedes Chakras und ihrer Bedeutung, entdecken dann die Verbindungen zwischen diesem Zentrum und verschiedenen physischen, emotionalen oder geistigen Zuständen. Indem sie diese Verbindung herstellen, können Sie Ihre Stimmungen besser verstehen und positiv beeinflussen. Erfahren Sie, wie Sie jedes Chakra mit einer speziellen

ANLEITUNG ZU DIESEM BUCH

Yogastellung wieder ins Gleichgewicht bringen können, und vertiefen Sie die Übung mit einer speziellen Visualisierung, die die Energie in diesem Bereich harmonisiert.

Das vierte Kapitel zeigt Methoden auf, wie Sie mithilfe von Visualisierung, Tönen, Düften und Kristallen mit allen sieben Chakren als ganzheitlichem Energiesystem arbeiten können, um Ihr gesamtes Chakra-System wieder ins Gleichgewicht zu bringen.

Um das Beste aus diesem Buch herauszuholen, empfehle ich, es einmal ganz durchzulesen, um alle Chakrenmerkmale kennenzulernen. Sie werden feststellen, dass Ihnen bestimmte Chakren wichtiger erscheinen als andere. Notieren Sie, welche das sind, und kehren Sie dann zu den spezifischen Abschnitten zurück, um zuerst mit ihnen zu arbeiten. Wählen Sie einige der vorgeschlagenen Techniken zur Stärkung des Gleichgewichts aus und beginnen Sie, diese über mehrere Tage einmal täglich zu üben. Achten Sie auf alle Effekte in dem von Ihnen ausgewählten Chakra-Bereich, zum Beispiel gesteigerte Energie und Lebenskraft oder bessere Stimmung. Die Veränderungen können subtil oder sehr belebend sein. Während Sie einem Chakra neue Energie zuführen, werden Sie vielleicht Lust bekommen, mit einem anderen zu arbeiten – in einer aufwärts steigenden Spirale, die auf der stützenden Kraft, dem Gleichgewicht und der Harmonie Ihrer Körperenergie basiert.

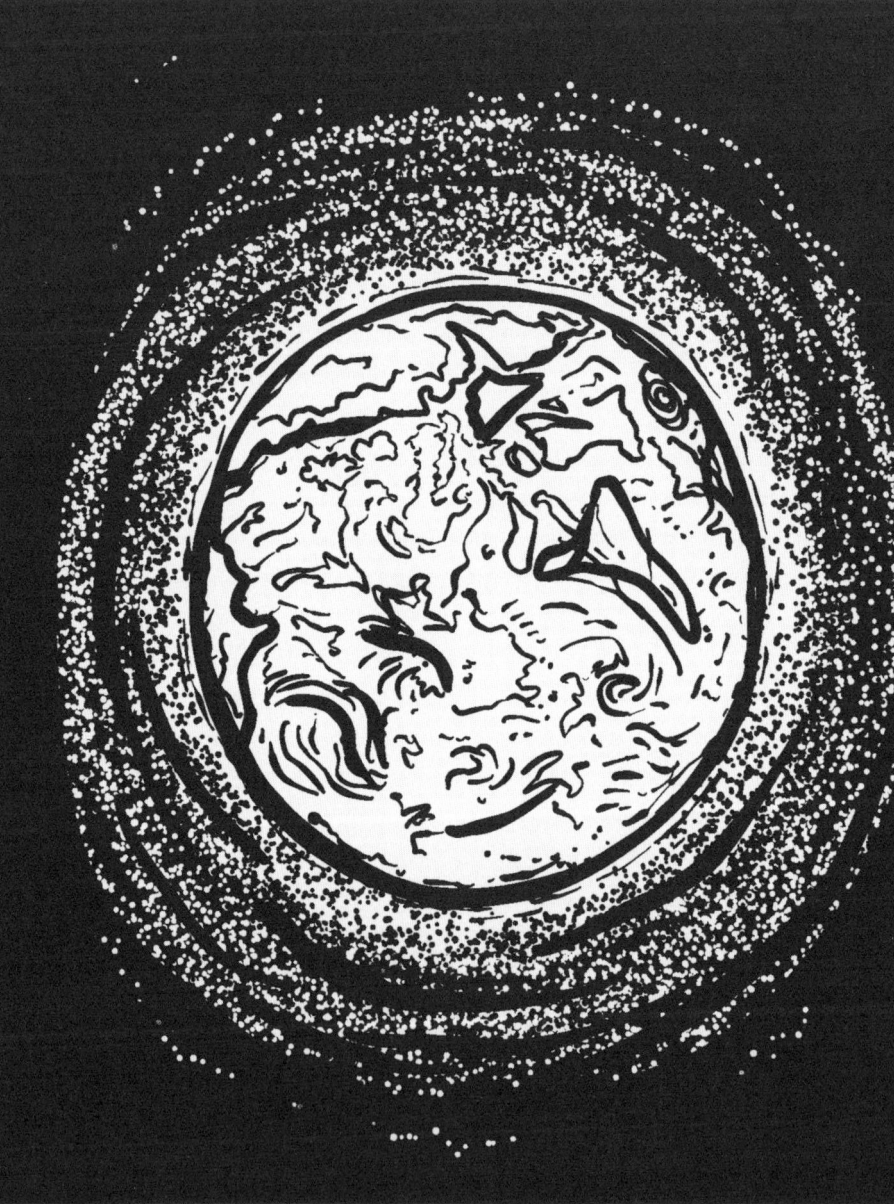

INSPIRATIONEN

*In allem, was sich durch das Universum bewegt,
erkenne ich meinen eigenen Körper, und in allem,
was das Universum regiert, meine eigene Seele.*

ZHANG ZAI
(1021–1077)

ZWEITES

Chakren und der Körper

Obwohl die Chakren zu einer unsichtbaren energetischen Struktur gehören, sind sie auch mit der physischen Anatomie verbunden. In diesem Kapitel werden wir uns näher mit dieser Beziehung befassen und aufzeigen, wie man Chakra-Probleme in Bezug auf Gesundheit und Lebenskraft auffinden und identifizieren kann.

Im englischen Sprachraum wird *disease* (dt. »Krankheit«) manchmal als *dis-ease* beschrieben, also als ein Mangel an Ruhe, Behaglichkeit oder Entspannung im System. Stress – sei er emotionaler, physischer oder geistiger Natur – ist ein Hauptgrund für Ungleichgewicht. Dieser Faktor behindert den Fluss der Chakra-Energie und kann sich im Laufe der Zeit als physisches Ungleichgewicht im Körper manifestieren. Denken Sie daran: Energie geht Form voraus; was auch immer körperlicher Natur erscheint, hat seinen Ur-

KAPITEL

sprung in etwas Energetischem, das aus dem Gleichgewicht geraten ist. Durch sanfte Arbeit kann die richtige Chakra-Frequenz wiederhergestellt werden, was den mächtigen Selbstheilungsmechanismen des Körpers dabei hilft, zur Harmonie zurückzufinden.

An dieser Stelle sei betont, dass die Arbeit mit den Chakren nicht dazu gedacht ist, medizinische Erkrankungen zu diagnostizieren. Wenn Sie sich Sorgen um Ihre Gesundheit machen, gehen Sie zum Arzt. Wenn eine medizinische Erkrankung vorliegt, könnte diese auf irgendein früheres energetisches Ungleichgewicht zurückzuführen sein, doch in diesem Stadium ist wahrscheinlich eine direktere Intervention nötig. Die Arbeit mit den Chakren trägt allerdings dazu bei, das tägliche Gleichgewicht in Ihrem System aufrechtzuerhalten, und beugt chronischen, leichten oder langfristigen Gesundheitsproblemen vor, die sich auf Ihre Lebensgewohnheiten auswirken können.

CHAKREN UND DER KÖRPER

WIE CHAKREN DEN KÖRPER INS GLEICHGEWICHT BRINGEN

Chakren beeinflussen den physischen Körper insbesondere über das Hormonsystem. Die sieben großen Chakren sind alle mit Drüsen oder Organen verbunden, die für verschiedene Hormonaktivitäten verantwortlich sind. Hormone sind Chemikalien, die im Körper Botschaften übermitteln. Sie sind ein unverzichtbares, doch subtiles Element der Körperchemie, kommen wohl auf der physischen Ebene dem Energiekörper selbst am nächsten und werden direkt von den Chakra-Energien beeinflusst.

Chakra-Arbeit kann dabei helfen, die Hormonaktivität des Körpers im Gleichgewicht zu halten. Ob man nun eine körperliche Übung (wie eine Yogastellung), eine mentale Visualisierung oder einen anderen Ansatz wählt –, man trägt dazu bei, den empfindlichen inneren Hormonhaushalt im Gleichgewicht zu halten.

Das Wurzelchakra ist mit den Nebennieren verbunden, die Hormone produzieren, welche der »Kampf- oder Flucht«-Reaktion und unserem Überlebensinstinkt zugeordnet werden. Das Sakralchakra steht mit den Eierstöcken und Hoden in Verbindung, die Sexualhormone produzieren. Das Solarplexuschakra ist mit der Bauchspeicheldrüse verknüpft, die Insulin herstellt. Das Herzchakra ist mit dem Thymus

WIE CHAKREN DEN KÖRPER INS GLEICHGEWICHT BRINGEN

verbunden, einem wichtigen Bestandteil unseres Immunsystems. Das Halschakra steht mit der Schilddrüse in Verbindung, die Hormone freisetzt, welche eine wichtige Rolle für Zellwachstum und -reparatur spielen. Das Stirnchakra ist mit der Hirnanhangsdrüse im unteren Bereich des Gehirns verknüpft, die die Aktivitäten von vielen körpereigenen Hormonen steuert. Und das Kronenchakra ist mit der Zirbeldrüse verbunden, die Melatonin freisetzt und unsere Reaktionen auf Dunkelheit und Licht lenkt.

Probieren Sie folgende Übung aus, um alle Chakra-Bereiche zu reinigen und auszubalancieren und eine entsprechende harmonisierende Wirkung auf Ihre Hormone zu unterstützen. Setzen Sie sich in bequemer Haltung auf einen Stuhl, ohne die Arme und Beine zu überkreuzen. Schließen Sie die Augen, entspannen Sie und atmen Sie normal. Beginnen Sie beim Scheitelpunkt des Kopfes und visualisieren Sie einen Strom weißen Lichts, der in Ihren Kopf und dann langsam an der Vorderseite Ihres Körpers nach unten fließt – durch die Stirn, den Hals, das Herz, den Solarplexus, den Bauch und das Wurzelchakra. Wenn Sie die Basis der Wirbelsäule erreichen, stellen Sie sich vor, wie das Licht Ihren Rücken hinaufströmt, von der Wurzel hinauf durch alle Chakra-Bereiche bis zum Scheitelpunkt. Visualisieren Sie mehrere Minuten lang, wie diese ovale Form weißen Lichts so durch ihren Körper fließt, und atmen Sie ruhig.

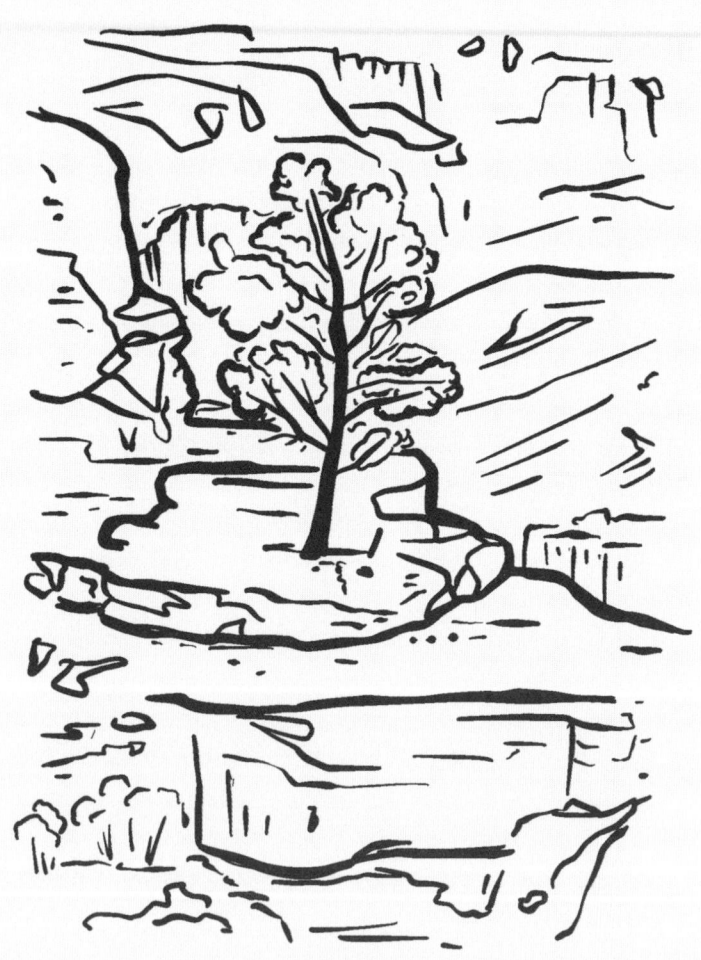

INSPIRATIONEN

Sei still wie ein Berg, fließe wie ein großer Fluss.

LAOTSE
(UM 604–533 V. U. Z.)

CHAKREN UND DER KÖRPER

DAS WURZEL- UND SAKRAL-CHAKRA UND DER KÖRPER

Beginnend beim Wurzel- und Sakralchakra, beschäftigen wir uns auf den nächsten Seiten mit den physischen Verbindungen zwischen den Chakren und dem Körper. Dadurch können Sie Ihren Körper besser deuten und verstehen. Ich schlage auch Methoden zur Unterstützung und Ausbalancierung Ihres Systems vor, die Ihre Gesundheit fördern.

Das Wurzelchakra

Der Hauptsitz des Wurzelchakras liegt direkt am unteren Ende der Wirbelsäule. Häufig ist dieser Bereich anfällig für Verletzungen und Beschwerden, die durch schweres Heben verursacht werden. Eine andauernde Schwäche im unteren Rücken deutet darauf hin, dass das Wurzelchakra möglicherweise gestärkt werden muss. Eine einfache Methode hierfür ist die Anwendung von ätherischem Vetiveröl *(Vetiveria zizanoides)*, das dem Wurzelchakra Energie zuführt. Geben Sie zwei Tropfen in ein Bad oder mischen Sie zwei Tropfen in einen Teelöffel bzw. 5 ml pflanzliches Basisöl und massieren Sie es in den unteren Rücken ein, um die wärmende und kräftigende Wirkung zu spüren.

Dieses Chakra ist auch eng mit den Nieren und den Nebennieren verbunden. Letztere können durch Stress beeinträchtigt sein. Immun-

DAS WURZEL- UND SAKRALCHAKRA UND DER KÖRPER

schwächen wie chronisches Erschöpfungssyndrom können eine Überlastung der Nebennieren zur Ursache haben. Wenn Ihre Abwehrkräfte durch Stress geschwächt sind und Sie anfällig für Erkältungen oder grippale Infekte sind, probieren Sie zur Stärkung des Immunsystems die Unterstützungstechniken für das Wurzelchakra auf den Seiten 38–47 aus.

Das Sakralchakra

Das Sakralchakra ist mit den männlichen und weiblichen Sexualorganen verbunden. Es ist bei Frauen besonders anfällig, da es den hormonellen Schwankungen des Menstruationszyklus und größeren körperlichen Veränderungen wie Schwangerschaft oder den Wechseljahren unterworfen ist. Eine unregelmäßige Periode, eine starke Monatsblutung oder das prämenstruelle Syndrom (PMS) sind Anzeichen dafür, dass dieses Chakra belebt werden muss. Ein wichtiges ätherisches Öl für die Pflege des Sakralchakras ist das Tonikum Sandelholz *(Santalum album)*, das die Sexualorgane stärkt. Frauen können vor Beginn der Periode drei Tage lang drei Tropfen in ein tägliches Bad geben, um den Bereich zu beruhigen und das Chakra mit neuer Energie zu versorgen.

Die Energie des Sakralchakras steht auch mit der Dickdarmfunktion in Verbindung. Wer unter Beschwerden wie Verstopfung oder unregelmäßigem Stuhlgang leidet, dem wird die Yogaübung »Die Katze« auf den Seiten 54–55 helfen.

CHAKREN UND DER KÖRPER

DAS SOLARPLEXUS- UND HERZ-CHAKRA UND DER KÖRPER

Sowohl das Solarplexus- als auch das Herzchakra sind mit Bereichen im Körper verbunden, die stark auf Gefühle reagieren. Wenn wir Angst haben, ist »der Knoten im Bauch« ein Zeichen des Solarplexus. Wenn wir verärgert sind, zeigt uns ein Stechen im Herzen, dass das Herzchakra betroffen ist.

Das Solarplexuschakra

Dieses Chakra hat seinen Sitz direkt unter dem Brustkorb, am Bauch, dem Dünndarm, der Leber, der Gallenblase, der Milz und der Bauchspeicheldrüse – Organen, die mit der Verdauungsfunktion verbunden sind. Bei Symptomen von Übersäuerung, Magenkrämpfen oder schlechter Verdauung ist es nötig, mit dem Solarplexuschakra zu arbeiten. Das Verdauungssystem ist sehr anfällig für Stress und der physische Solarplexus ist eine Verbindungsstelle im Nervensystem, die häufig mit tiefsitzenden Gefühlen wie Wut auf äußere Einflüsse reagiert. Legen Sie beide Hände auf den Solarplexus und atmen Sie tief ein. Zählen Sie beim Ein- und Ausatmen bis zehn, um dieses Chakra zu stabilisieren, wieder ins Gleichgewicht zu bringen und Ihre Gefühle und Verdauungsorgane zu beruhigen.

DAS SOLARPLEXUS- UND HERZCHAKRA UND DER KÖRPER

Das Herzchakra

Das Herzchakra wird am engsten mit dem Herzen selbst assoziiert, obwohl die Lage des Chakras in der Mitte der Brust ist und sich das Organ etwas weiter links befindet. Sollten Sie ungewöhnliche Symptome wie Prickeln oder Schmerzen in der Brust feststellen, lassen Sie sich so schnell wie möglich von einem Arzt untersuchen; dies könnten Anzeichen akuter Herzbeschwerden sein. Wenn Sie unter hohem Blutdruck leiden, werden Ihnen die Herzchakra-Tools auf den Seiten 68–77 helfen. Sie balancieren Ihr Herzchakra aus, was wiederum unterstützend für einen gesunden Blutkreislauf ist. Legen Sie auch Ihre Hände direkt auf Ihr Herzchakra und atmen Sie langsam und regelmäßig ein, um diesen Bereich zu entspannen und Stress zu mindern.

Zudem ist Herzchakra mit der Thymusdrüse weiter oben in der Brust verbunden, die lebensnotwendige Zellen für das Immunsystem herstellt. Unterstützen Sie das Herzchakra und den Thymus mit ätherischem Kardamomöl *(Elettaria cardamomum)*. Mischen Sie zwei Tropfen in einen Teelöffel bzw. 5 ml pflanzliches Basisöl und reiben Sie täglich die obere Brust damit ein, insbesondere im Winter. Dies kann Virusinfektionen wie Erkältungen und der Grippe vorbeugen und auch Husten lindern.

CHAKREN UND DER KÖRPER

DAS HALS- UND STIRNCHAKRA UND DER KÖRPER

Wenn wir die Bereiche des Hals- und Stirnchakras erreichen, entfernen wir uns von den rein physischen Verbindungen zwischen den unteren Chakren und dem Körper und nähern uns dem Bereich der Sprache und Gedanken.

Das Halschakra
Das Halschakra befindet sich mittig über dem Schlüsselbein und über dem Kehlkopf. Seine Energie kann durch eine Überbeanspruchung der Stimme vermindert werden, doch durch das Tönen bestimmter heiliger Laute kann dieses Chakra mit neuer Energie versorgt werden (siehe S. 114–115).

Aufgrund der Nähe zu Bakterien, die von außen in den Körper eingeatmet werden, ist dieser Bereich besonders anfällig für Infektionen. Ätherisches Manukaöl *(Leptospermum scoparium)* ist ein hervorragendes Heilmittel für das Halschakra. Mischen Sie zwei Tropfen in einen Teelöffel bzw. 5 ml pflanzliches Basisöl und reiben Sie täglich den Halsbereich damit ein, um Infektionen vorzubeugen.

Das Halschakra ist ebenfalls eng mit der Schilddrüse verbunden, die im Zentrum des Halsbereichs liegt. Bei einer Über- oder Unter-

DAS HALS- UND STIRNCHAKRA UND DER KÖRPER

funktion der Schilddrüse können die Halschakra-Tools auf den Seiten 78–87 unterstützend herangezogen werden. Die Arbeit mit dem Halschakra trägt ebenfalls dazu bei, die Schilddrüse energetisch auszubalancieren und ist eine gute Ergänzung zu medizinischen Behandlungen bei Schilddrüsenproblemen.

Das Stirnchakra

Das Stirnchakra liegt zwischen den Augenbrauen nahe dem Nasenrücken. Dahinter befinden sich im Schädel die anatomischen Strukturen, die mit dem Geruchssinn zusammenhängen und mit tieferen Gehirnbereichen verbunden sind. Probleme mit dem Geruchssinn wie vorübergehender Geruchsverlust können mit den Stirnchakra-Tools (siehe S. 88–97) gemindert werden. Verwenden Sie ätherisches Basilikumöl *(Ocimum basilicum)* in einem Verdampfer oder Raumerfrischer (drei Tropfen für eine einstündige Wirkung); das klärt die Energie des Stirnchakras und fördert auch die Konzentration.

Aufgrund seiner Nähe zu den Augen ist dieses Chakra auch mit Beschwerden wie Sehbeeinträchtigung, Kopfschmerzen oder Migräne verbunden. Sie können das Chakra unterstützen und diese Beschwerden lindern, indem Sie schnell die Hände aneinander reiben und ein paar Minuten über die Augen legen. So beruhigen und entspannen Sie den gesamten Bereich.

CHAKREN UND DER KÖRPER

DAS KRONENCHAKRA UND DER KÖRPER

Das Kronenchakra liegt ganz oben am Kopf, wo die Schädelknochen verbunden sind. Diese Knochen bilden bei der Geburt noch eine Lücke, die Fontanelle, und schließen sich bei Säuglingen erst im Alter von achtzehn Monaten. Das Kronenchakra steht für die höchste Energiefrequenz im Körper und ist daher mit geistigen und emotionalen Zuständen verbunden.

Ein niedriges Energieniveau des Kronenchakras wird mit Leiden wie Depression in Verbindung gebracht. Das Chakra selbst ist mit der Zirbeldrüse verbunden, die auf Licht und Dunkelheit reagiert und unsere Schlaf- und Wachzyklen steuert. Heutzutage verbringen wir zu viel Zeit in künstlichem Licht und halten uns zu wenig im Tageslicht auf, weshalb die natürlichen Zyklen unseres Körpers gestört sind. Das kann zu Beschwerden wie Winterdepression (auch saisonal-affektive Störung oder *SAD – Seasonal affective Disorder*) führen, bei denen der Körper mit Depression auf Lichtmangel reagiert. Ein einfaches Gegenmittel für viele leichte depressive Verstimmungen wie PMS (prämenstruelles Syndrom) besteht darin, mitten am Tag – wenn die Sonne am höchsten steht – für nur fünfzehn Minuten an der frischen Luft spazieren zu gehen. Dies verbessert die Funktion der Zirbeldrüse enorm

DAS KRONENCHAKRA
UND DER KÖRPER

und hilft auch, die Energie des Kronenchakra zu erhöhen. Selbst wenn die Sonne nicht scheint, ist helles Tageslicht auch in den Wintermonaten wirkungsvoll.

Für die Erhaltung und Harmonisierung des Kronenchakras ist es wichtig, das richtige Gleichgewicht zwischen den verschiedenen Frequenzen der großen Chakren zu finden. Dies können Sie mit einer einfachen täglichen Atemübung erreichen. Sie funktioniert am besten, wenn Sie barfuß sind. Stellen Sie sich am Anfang aufrecht, die Füße schulterweit geöffnet, die Arme locker an den Seiten. Entspannen Sie sich und nehmen Sie ein paar tiefe Atemzüge. Lenken Sie Ihre Aufmerksamkeit jetzt auf Ihre Fußsohlen. Spüren Sie, wo sie den Boden berühren. Atmen Sie ein und heben Sie langsam die Arme über den Kopf; fühlen Sie die Leichtigkeit der Energie dort. Während Sie ausatmen und die Arme senken, richten Sie Ihre Aufmerksamkeit wieder nach unten auf Ihre Füße. Wiederholen Sie die Übung dreimal. Bleiben Sie danach entspannt stehen und achten Sie darauf, wie Sie sich fühlen.

Meditation ist eine Übung, die nicht nur das Kronenchakra, sondern alle Chakren unterstützt. Sie kann als entspannte Kontemplation beschrieben und auf unterschiedliche Weise erlebt werden. Versuchen Sie, sich eine Zeitlang auf eine echte oder visualisierte Kerzenflamme zu konzentrieren. Das bringt Ruhe und inneren Frieden – vom Kronen- bis zum Wurzelchakra.

DRITTES

Chakra-Profile

In diesem Kapitel werden Sie neben vielen Ideen, Übungen, Visualisierungen und Werkzeugen zur Transformation ein detailliertes Profil jedes Chakras finden. Wir wollen die Chakren nun eingehender erforschen, um die verschiedenen Aspekte jedes Frequenzniveaus zu analysieren. Sie werden tief in Ihr Inneres reisen, wo Sie mit Chakra-Energien arbeiten und ihre direkte Wirkung wahrnehmen können.

Die Arbeit mit Chakren ist subtil und langsam und verläuft in Ihrem eigenen Tempo. Bei der Lektüre jedes Profils werden Sie feststellen, dass Ihnen manche Chakren zu diesem Zeitpunkt wichtiger erscheinen als andere. Vertrauen Sie Ihrer Wahrnehmung. Niemand sonst kann Ihnen sagen, was für Sie richtig ist. Nur Sie können entscheiden, welches Chakra am meisten Hilfe benötigt und mit welchem

KAPITEL

Sie anfangen. Wenn Sie zu den Chakra-Profilen zurückkehren, werden Sie immer häufiger feststellen, dass sich Ihre Bedürfnisse verändern; andere Chakren werden an Bedeutung gewinnen und Sie können der Reihe nach mit ihnen arbeiten.

Halten Sie Ihre Erfahrungen in einem Notizbuch fest. Achten Sie darauf, was für Sie funktioniert und was nicht. Notieren Sie Ihre Eindrücke, was Sie fühlen und wie sich Ihre Wahrnehmung von sich selbst und Ihrem Leben verändert. Selbstbeobachtung, Eigenwahrnehmung und Selbstverwirklichung gehören zur Arbeit mit den Chakren und sind ein fortlaufender Prozess. Sie werden aktiver und einfühlsamer am Leben teilnehmen und nicht nur ein Zuschauer von außen sein. »Erkenne dich selbst«, lautet ein Ausspruch, der über dem Tempeleingang des antiken griechischen Orakels von Delphi stand; er ist heute so wahr wie eh und je.

CHAKRA-PROFILE

DAS WURZELCHAKRA

Unsere Reise zu den Chakren beginnt an der Basis der Wirbelsäule, wo das Wurzelchakra in dunkelroten Tönen strahlt. Sein Sanskrit-Name *muladhara* bedeutet »Wurzel« oder »zentrale Stütze«. Denken Sie an einen Baum, der in den Himmel aufragt. Er kann nur so hoch wachsen, weil er eine riesige Wurzel hat, einen Anker, der weit in den Boden reicht und das Wachstum nach oben stützt. Das Wurzelchakra ist die Frequenz, die uns im physischen Dasein verankert und erdet; sein Element ist die Erde.

Viele von uns sind überhaupt nicht geerdet. Wir verbringen unser ganzes Leben im Kopf und sind immerzu beschäftigt mit geistigen Ablenkungen sowie den unendlichen Befindlichkeiten und Anforderungen der Außenwelt. Wenn Sie zu den Menschen gehören, die plötzlich einen blauen Fleck am Bein bemerken und sich fragen, wie Sie ihn sich zugezogen haben, oder wenn Sie sich immer wieder stoßen oder Dinge fallen lassen, könnten dies Anzeichen eines mangelnden Körperbewusstseins sein. Sie sind nicht in Ihrem physischen Körper zentriert und Ihr Wurzelchakra braucht Energie.

Die Funktion des Wurzelchakras ist, wie wir bereits gesehen haben, direkt mit der Nebennierentätigkeit verbunden. Die Reaktionen der Nebennieren führen im Körper dazu, dass man in einen Alarmzustand gerät, der für das Überleben wichtig ist. Das ist die »Kampf- oder Flucht«-Reaktion. Die Energie des Wurzelchakras ist eng mit dem physischen Überleben verknüpft. Auch wenn wir uns für zivilisiert halten, haben wir in Bezug auf das Überleben die gleiche Physiologie wie unsere Vorfahren, die Höhlenmenschen, die oft um ihr Leben rennen mussten. Das Problem am modernen Leben: Es verursacht mentalen Stress, der uns über längere Zeit im »Kampf- oder Flucht«-Zustand hält und uns nicht genügend Zeit zum Ausruhen gibt. Das kann zu einer Überbelastung der Nebennieren, Müdigkeit, Erschöpfung und allgemeiner Kraftlosigkeit führen. Dies sind ebenfalls Anzeichen für eine mangelnde Energie des Wurzelchakras.

Bei einem starken Wurzelchakra herrscht in Körper und Geist ein Gefühl von Stabilität. Man spürt, dass man in seiner Mitte ist, und hat Vertrauen in die eigenen Fähigkeiten, sein Leben zu meistern. Die Energie des Wurzelchakras verleiht Stärke, Wohlbefinden und das Gefühl, im eigenen Körper zu Hause zu sein. Sie stellt auch eine kraftvolle Verbindung mit der Erde her. Ergreifen Sie bei schönem Wetter so oft wie möglich die Gelegenheit, den Boden mit den nackten Füßen zu berühren. Das ist eine sehr einfache und effiziente Methode zur Stärkung des Wurzelchakras.

CHAKRA-PROFILE

GEFÜHLE DES WURZELCHAKRAS

Weil das Wurzelchakra stark mit dem Überleben zusammenhängt, steht es mit tiefsitzenden Gefühlen wie Angst, Unsicherheit und Instabilität in Verbindung. Gefühle von Unsicherheit können dazu führen, dass wir ungeduldig oder ärgerlich auf Menschen in unserer Umgebung reagieren, weil wir sie für unsere fehlende Stabilität verantwortlich machen. Die Wahrheit ist, dass wir unsere Mitte, den Kern unserer Kraft, in uns selbst finden müssen. Niemand sonst kann das für uns übernehmen.

Dauerhafte Probleme mit dem unteren Rücken können auch in emotionaler Hinsicht mit diesem Chakra in Verbindung stehen. Die Wirbelsäule ist die zentrale Stütze des Körpers; ihr unteres Ende ist mit der Hüfte verbunden, mit der wir uns fortbewegen. Bei Kreuzschmerzen werden wir steif und können uns nicht mehr bewegen. Das kann an aufgestauten oder angespannten Gefühlen liegen. Wenn wir mit dem Wurzelchakra arbeiten und über Probleme in Bezug auf mangelnde Unterstützung oder emotionale Blockaden sprechen, trägt das dazu bei, das Chakra zu öffnen und Rückenschmerzen zu lindern.

Ist das Wurzelchakra mit neuer Energie versorgt, fühlen wir uns stark und den Herausforderungen des Lebens gewachsen. Eine positive Energie des Wurzelchakras führt zu einer offenen, ausgewogenen Körpersprache, die die Bereitschaft für vorurteilsfreie Interaktion signalisiert.

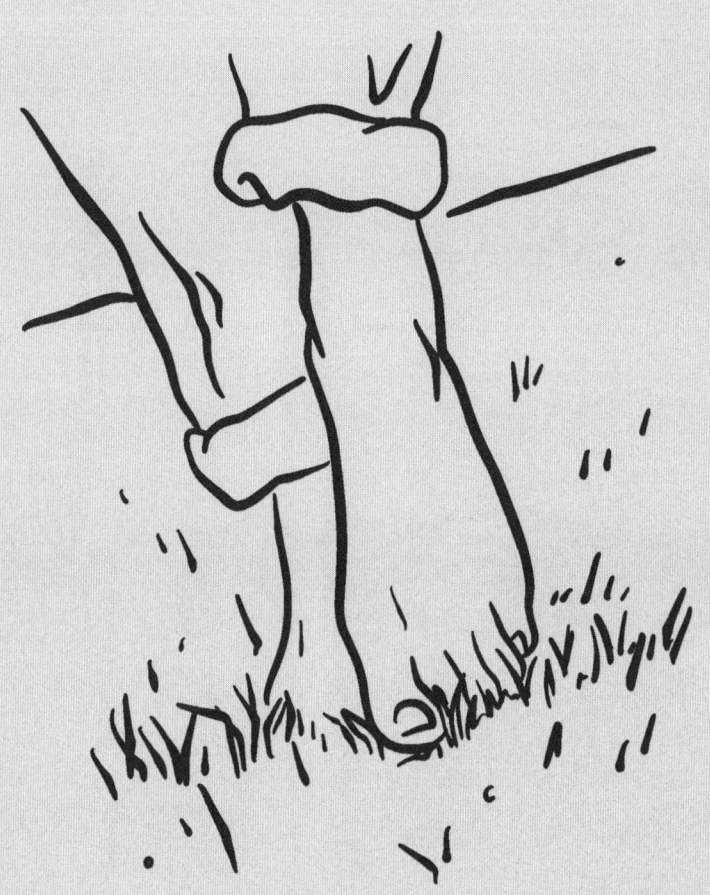

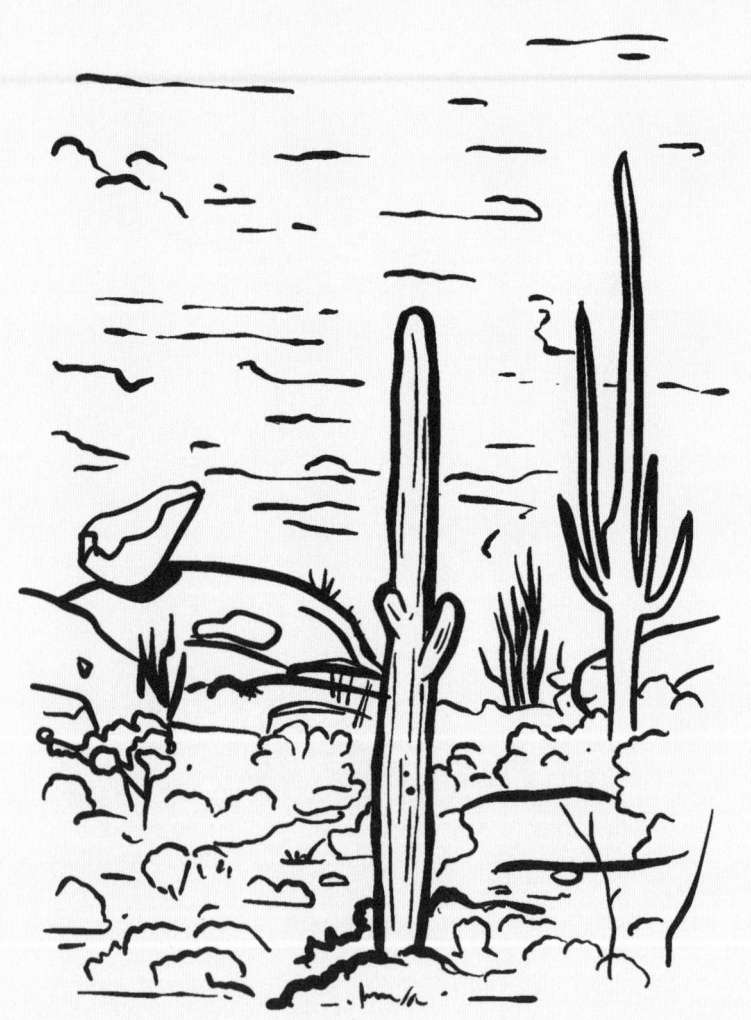

INSPIRATIONEN

*Nichts ist reicher als die unerschöpfliche Fülle
der Natur. Sie zeigt uns nur Oberflächen,
aber sie reicht tausend Faden tief.*

RALPH WALDO EMERSON
(1803–1882)

CHAKRA-PROFILE

YOGA FÜR DAS WURZELCHAKRA

Yogahaltungen oder *asanas* gehören zum antiken Ayurveda-System, traditioneller indischer Medizin, die den physischen und energetischen Körper mit Übungen, Kräutern, ätherischen Ölen und Massagen wieder ins Gleichgewicht bringt. Eine einfache Yogastellung zur Unterstützung des Wurzelchakras ist der halbe Drehsitz, der das Chakra belebt und den Verdauungsapparat kräftigt. Drehen Sie sich nur so weit, wie es sich gut anfühlt. Ihre Wirbelsäule wird mit der Zeit lockerer. Atmen Sie gleichmäßig während der Übung.

1 Knien Sie sich auf den Boden, die Beine aneinandergedrückt, und setzen Sie sich auf die Fersen. Bewegen Sie sich dann zur Seite, sodass Sie links neben Ihren Füßen sitzen.

2 Heben Sie Ihr rechtes Bein über das linke und stellen Sie den rechten Fuß neben die Außenseite des linken Knies. Halten Sie die linke Ferse dicht am Gesäß und setzen Sie sich aufrecht.

3 Legen Sie den linken Ellenbogen außen auf das rechte Knie und die rechte Hand rechts hinter sich auf den Boden. Atmen Sie ein und drehen Sie sich beim Ausatmen sanft so weit wie möglich nach rechts. Ziehen Sie dabei das Knie die ganze Zeit nach innen.

4 Lösen Sie langsam die Haltung und führen Sie sie anschließend auf der anderen Seite durch.

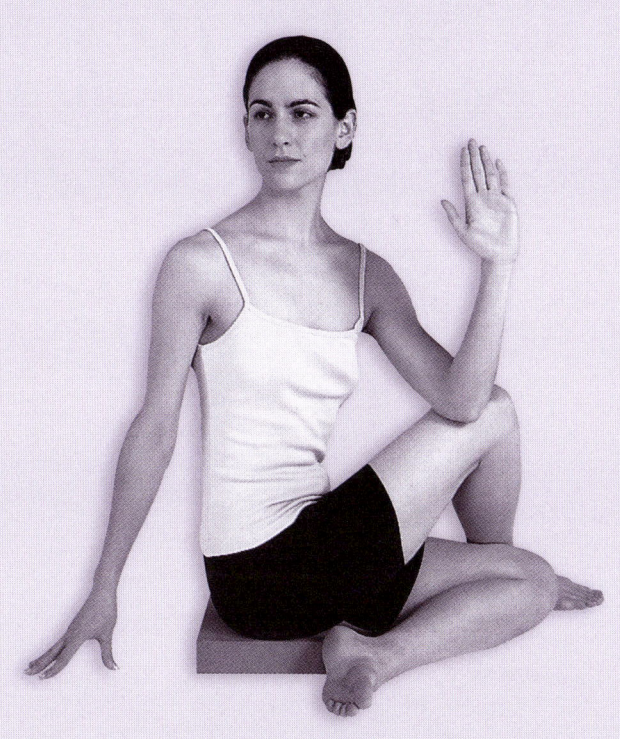

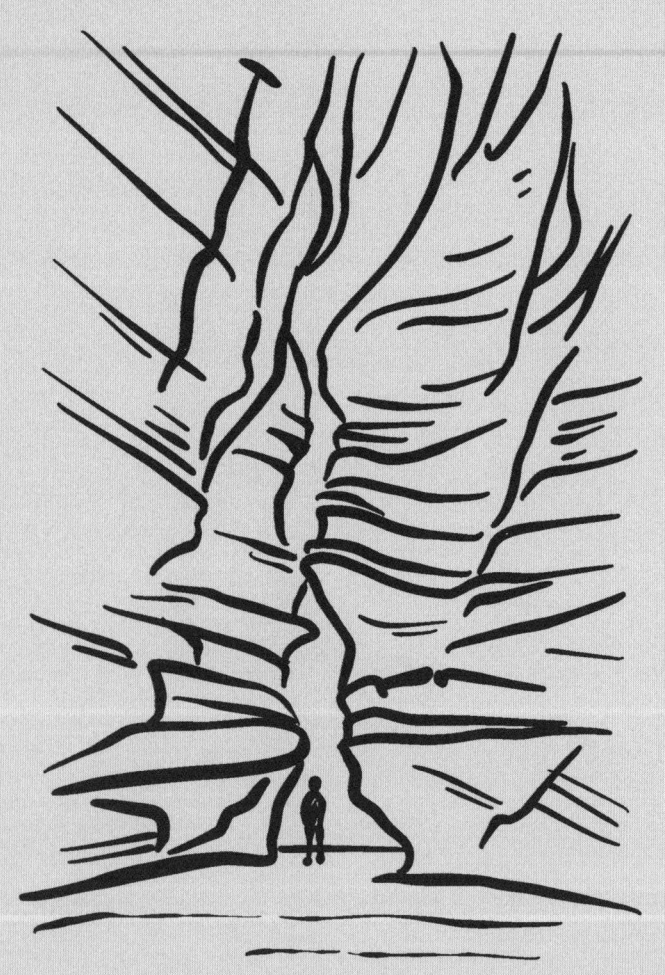

VISUALISIERUNG

Sie können das Wurzelchakra auch mit neuer Energie versorgen, indem Sie mit der Kraft des Verstandes folgende Visualisierung durchführen.

Suchen Sie sich einen ruhigen Ort zum Entspannen. Setzen Sie sich auf einen Stuhl, die Beine parallel und die Hände im Schoß. Nehmen Sie ein paar tiefe Atemzüge. Lenken Sie Ihre Aufmerksamkeit auf die Basis Ihrer Wirbelsäule, den Sitz des Wurzelchakras. Achten Sie auf ein mögliches Wärme- oder Kältegefühl oder einen möglichen Mangel an Empfindungen. Stellen Sie sich vor, wie von der Basis Ihrer Wirbelsäule eine kräftige Pfahlwurzel tief in die Erde bis zum Kern des Planeten geht. Wenn Sie diese Wurzel richtig spüren, atmen Sie ein und stellen Sie sich vor, wie beim Einatmen dunkelrote Energie von der Erde nach oben strömt und sich beim Ausatmen in Ihrem Wurzelchakra-Bereich ausbreitet. Diese Energie ist warm, kraftvoll und nährend. Erlauben Sie Ihrem Wurzelchakra, in diesem Dunkelrot zu baden. Achten Sie darauf, wie es sich anfühlt, diese Energie mehrmals nach oben zu atmen und beim Ausatmen in sich ausbreiten zu lassen.

Stellen Sie sich zum Abschluss vor, wie Sie Ihre mit der Erde verbundene Pfahlwurzel zurück nach oben ziehen und sie sich wieder an der Basis Ihrer Wirbelsäule verdichtet. Wiederholen Sie diese Übung, wann immer Sie Energie für Ihr Wurzelchakra benötigen.

CHAKRA-PROFILE

DAS SAKRALCHAKRA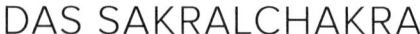

Das Sakralchakra heißt *svadhisthana* auf Sanskrit, was »eigene Wohnstätte« bedeutet. Dieser Ausdruck ist vage – wer oder was wohnt dort? Die Antwort lautet: Das Sakralchakra ist der Sitz Ihrer Kreativität. Es ist der kreative Impuls, der das Überleben der menschlichen Spezies sichert, weshalb das Sakralchakra auch mit der menschlichen Sexualität und dem dualen Aspekt des Männlichen und Weiblichen verbunden ist, die zusammen neues Leben erschaffen.

Die Farbe des Sakralchakras ist Orange, ein warmer, sich ausdehnender Farbton. Denken Sie an die Schönheit von orangefarbenem Obst, daran, wie sich Farbe mit Geruch und Geschmack verbindet und sie zusammen etwas Köstliches ergeben. In der Energie des Sakralchakras herrscht Freude – nicht nur in Bezug auf die Aufregung und Leidenschaft der sexuellen Vereinigung, sondern auch in Bezug auf die zeitlose Freiheit der kreativen Energie. Wenn Sie Ihrer Kreativität wahrhaft Ausdruck verleihen – wie auch immer das aussehen mag –, wird Zeit zu etwas Unbedeutendem. Sie gehen über in das ewige Jetzt, sind zufrieden und erfreuen sich an sich selbst.

Auf physischer Ebene ist dieses Chakra mit dem Kreuzbein verbunden, einem Dreieck zusammengewachsener Knochen, die mit den unteren Rückenwirbeln verbunden sind. Diese Stelle, an der die be-

DAS SAKRALCHAKRA

weglichen Knochen der Wirbelsäule mit einer festeren Struktur zusammenkommen, ist besonders anfällig für Beschwerden. Anhaltende Kreuzschmerzen können durch die Unterstützung des Sakralchakras gelindert werden.

Das Element des Sakralchakras ist Wasser. Es ist mit den Körperflüssigkeiten des Männlichen und Weiblichen, mit Fruchtwasser sowie Tränen und Gefühlen verbunden. Es erinnert uns daran, dass alle Beziehungen immerzu fließend sind – sowohl in guten als auch in schwierigen Zeiten –, dass sie sich stets verändern und sich in etwas Neues verwandeln. Dieses Chakra hilft uns, Veränderung zu verstehen und anzunehmen. Es verbindet uns auch miteinander und baut alle unsere Beziehungen auf. Was auch immer wir allein erreichen können –, wir erzielen mehr, wenn wir zusammenarbeiten.

Auch als Einzelpersonen bestehen wir aus männlichen und weiblichen Energien. Diese können mit den chinesischen Symbolen Yin (weiblich, empfänglich, innen) und Yang (männlich, aktiv, außen) beschrieben werden. Diese Energien werden durch das Sakralchakra im Gleichgewicht gehalten. Die Frequenz ist nicht nur für unsere äußeren Beziehungen hilfreich, sondern balanciert auch die inneren Beziehungen zu uns selbst aus.

CHAKRA-PROFILE

GEFÜHLE DES SAKRALCHAKRAS

Das Sakralchakra ist stark mit Gefühlen verbunden und sein Versuchsfeld sind zwischenmenschliche Beziehungen. Eifersucht, Intoleranz, Ärger oder Neid weisen darauf hin, dass das Chakra nicht im Gleichgewicht ist. Wird kein Umgang mit diesen schwierigen Gefühlen gefunden, können sie zu Hormonveränderungen im Körper und Problemen wie Impotenz oder emotionaler Kälte führen.

Die Energie des Sakralchakras ist auch mit dem Halschakra verbunden, wo wir mit unserer Stimme Gefühle ausdrücken. Wenn unsere Stimme emotional blockiert ist und wir nicht sagen können, was wir empfinden, kann es zu Verspannungen im Kreuz und einem Mangel an sexueller Energie kommen. Diese beiden Chakren haben den Aspekt der Kommunikation gemein. Je deutlicher wir sprechen, desto leichter können wir uns in intimen Beziehungen ausdrücken.

Wenn das Sakralchakra ausgeglichen ist, erleben wir Freude in uns und durch das Zusammensein mit anderen. Wir sind bereit, uns auf Beziehungen einzulassen, zu lernen, zu wachsen und uns zu verändern. Dieses Chakra ist auch mit dem Mond verbunden, der das ganze Jahr über zu- und abnimmt und als allgegenwärtiges Symbol fließender Energie die Gezeiten bestimmt.

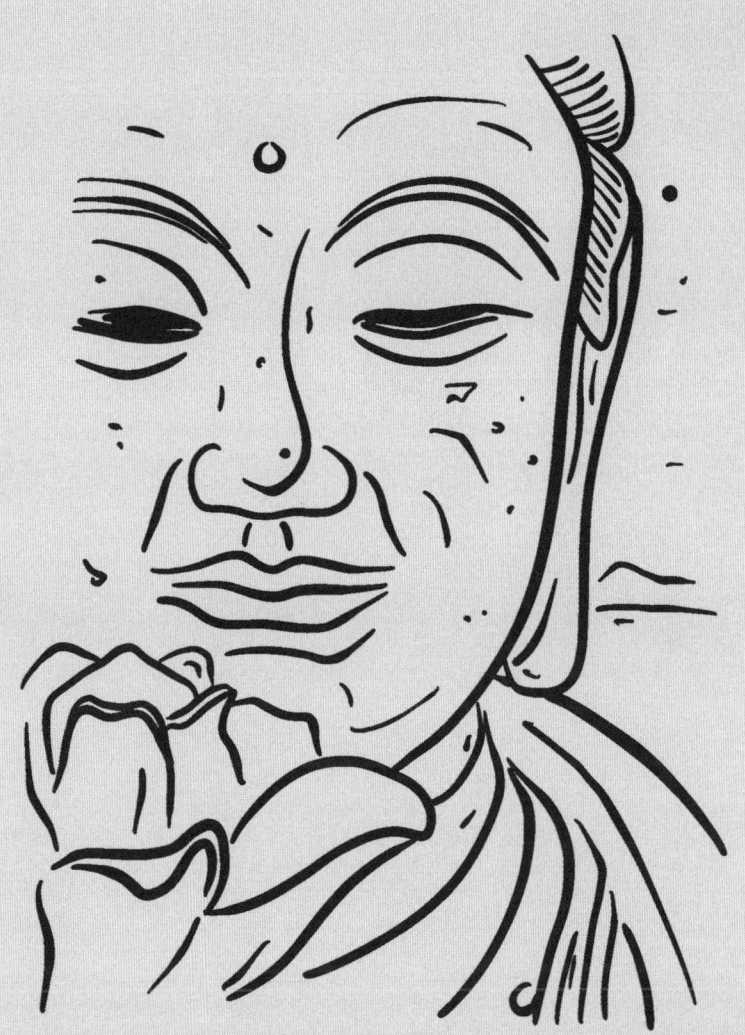

INSPIRATIONEN

*Alle Künstler tauchen ihren Pinsel in die eigene
Seele und stellen auf ihren Bildern
ihr eigenes Wesen dar.*

HENRY WARD BEECHER
(1813–1887)

*Man soll lieben, so viel man kann, denn darin liegt
die wahre Stärke, und wer viel liebt, der tut auch
viel und vermag viel, und was in Liebe gemacht
wird, das wird gut gemacht.*

VINCENT VAN GOGH
(1853–1890)

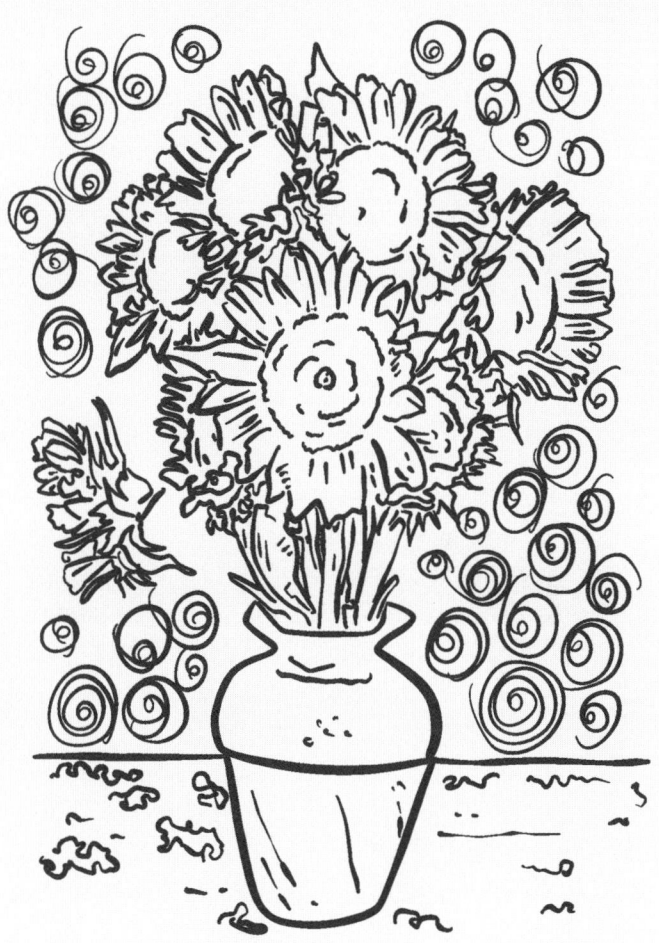

CHAKRA-PROFILE

YOGA FÜR DAS SAKRALCHAKRA

»Die Katze« ist eine einfache Haltung zur Belebung des Sakralchakras. Wenn Sie schon einmal gesehen haben, wie sich eine Katze genüsslich reckt und den Rücken streckt, dann können Sie sich vorstellen, wie gut sich diese Bewegung anfühlt. Strecken Sie sich nur so weit, wie es angenehm für Sie ist – überdehnen Sie sich nicht. Drei Wiederholungen sind ausreichend, um das Sakralchakra zu beleben. Wenn Sie diese Haltung regelmäßig einnehmen, werden Sie auch den unteren Rücken und die Verdauungsorgane kräftigen.

1 Gehen Sie in den Vierfüßlerstand und achten Sie darauf, dass Ihre Hände eine gerade Linie zu Ihren Schultern bilden, Ihre Arme durchgestreckt und Ihre Knie parallel sind. Atmen Sie gleichmäßig.

2 Atmen Sie aus und wölben Sie dabei den Rücken so weit nach oben, wie es sich gut anfühlt, während Sie Ihr Becken einrollen und Ihre Bauchmuskeln nach oben drücken. Dadurch werden besonders der Unterleib und das Kreuz gestärkt.

3 Atmen Sie ein und lassen Sie den Bauch nach unten sinken, gehen Sie mit dem Rücken ins Hohlkreuz und heben Sie den Kopf, um die Dehnung zu verstärken.

4 Kehren Sie zur ersten Haltung zurück, nehmen Sie mehrere Atemzüge und wiederholen Sie den Zyklus noch einmal.

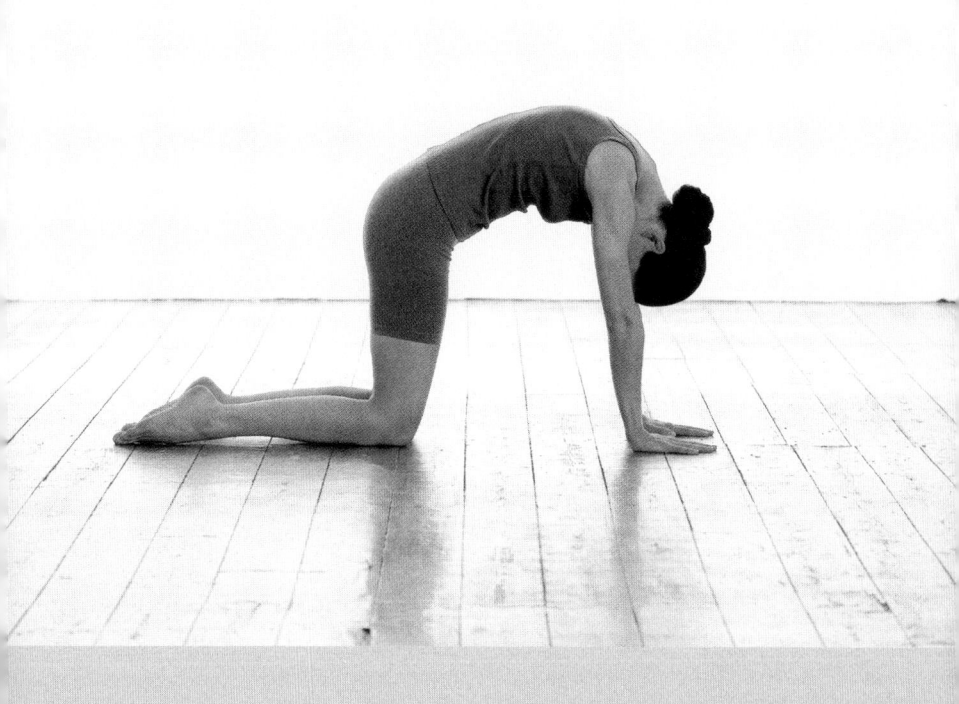

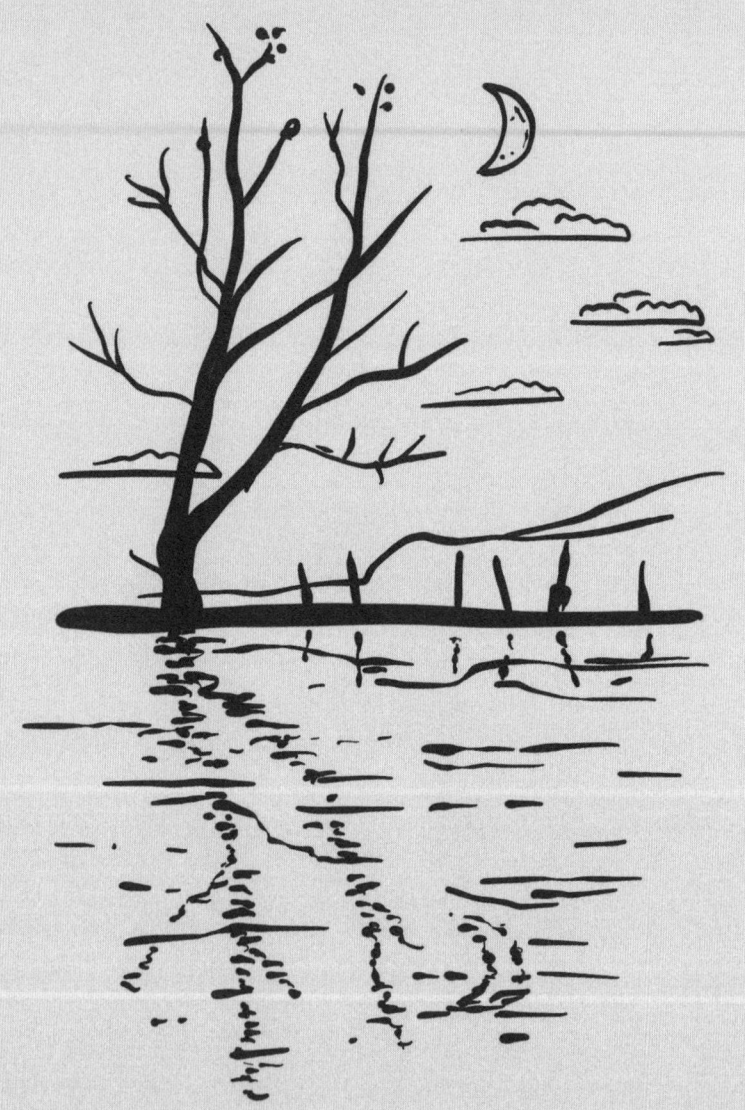

VISUALISIERUNG

Diese Übung ist hilfreich, um emotionale Probleme des Sakralchakras zu lösen. Setzen Sie sich bequem auf einen Stuhl oder im Schneidersitz auf den Boden. Schließen Sie die Augen und atmen Sie gleichmäßig.

Stellen Sie sich vor, Sie sitzen an einem stillen Gewässer; entweder am Meer oder an einem See. Hier herrschen vollkommene Ruhe und Frieden und ein silberner Glanz erhellt die Wasseroberfläche. Während Sie dasitzen und beobachten, sehen Sie einen silbernen Vollmond, der langsam am Himmel aufgeht und über dem Wasser erstrahlt. Lassen Sie das sanfte Schimmern des Mondlichts wie Balsam auf Ihre Sinne wirken. Dann sehen Sie einen silbernen Pfad über dem Wasser, der direkt zum Mond führt. Sie fühlen sich so voller Licht, dass Sie über diesen Pfad gehen können. Ihre Füße berühren leicht die Wasseroberfläche. Während Sie sich dem vollen Mondschein nähern, spüren Sie, wie sich Ihre ganze Negativität, Traurigkeit und Wut in Luft auflösen. Die Luft ist kühl und duftet angenehm und Sie fühlen inneren Frieden.

Spüren Sie Ihre Füße wieder auf dem Boden. Sie stehen wieder an Ihrem Ausgangspunkt und beobachten immer noch den Mond, der wieder hinter dem Horizont untergeht. Lenken Sie Ihre Aufmerksamkeit sanft zur Gegenwart zurück.

CHAKRA-PROFILE

DAS SOLARPLEXUSCHAKRA

Das Solarplexuschakra findet man in der Vertiefung unterhalb des Brustkorbs vorne am Körper. Wenn man mit den Fingern dort hineindrückt, kann es etwas schmerzhaft sein – das ist nicht außergewöhnlich, da dieser Bereich auch ein großes Nervengeflecht und daher sehr sensibel ist. Dieses Chakra heißt *manipura*, was »leuchtender Juwel« bedeutet, und hat eine strahlend goldene Schwingung wie Sonnenlicht. Es ist eine wichtige Energiequelle für den gesamten Körper.

In spiritueller Hinsicht ist das Solarplexuschakra der Sitz des menschlichen Egos. Hier formen sich die Anforderungen und Bedürfnisse des niederen Selbst, die mit Erfolgswunsch und -streben verbunden sind. Dabei handelt es sich um positive Aspekte dieser Chakra-Ebene, doch in der modernen Welt ist der Solarplexus auch anfällig für Manipulation, insbesondere durch die Medien, da die Werbung Gefühle wie Gier und Habenwollen antreibt und stimuliert. Es ist sehr wichtig, das Solarplexuschakra jederzeit ausgeglichen zu halten, insbesondere wenn man in einer städtischen Umgebung wohnt. In einer Stadt ist man auf dem Weg zur Arbeit im Durchschnitt mindestens zweihundert Werbebotschaften ausgesetzt, die permanent auf die Egowünsche einwirken. Ein positiver Einfluss des Solarplexuschakras auf das Ego ist sehr wichtig, denn so werden Durchsetzungsvermögen statt

DAS SOLARPLEXUSCHAKRA

Aggression, Selbstvertrauen statt Arroganz und ein gesundes Selbstbewusstsein statt Selbstgefälligkeit gefördert. Dies wiederum verbessert unsere Beziehungen auf der Ebene des Sakralchakras und unser Handeln auf der Ebene des Wurzelchakras. Die unteren drei Chakren arbeiten eng zusammen und beeinflussen sich gegenseitig.

Das Element dieses Chakras ist Feuer, in Übereinstimmung mit seinem strahlenden goldenen Schein. Feuer ist faszinierend und kann alle möglichen Formen annehmen – vom Flackern einer Kerzenflamme über ein heftiges Lodern bis zum Flammeninferno. In vielen spirituellen Traditionen gilt Feuer als reinigende Kraft, die von alten Energie befreit. Eine praktische Methode, um das Solarplexuschakra von lang aufgestauter, emotionaler Negativität zu reinigen, ist das Verbrennen alter Tagebücher, Unterlagen und Briefe. Tun Sie dies in einer heiligen Absicht und ohne Groll, lassen Sie alles vom Feuer vernichten und legen Sie danach Räucherwerk auf die glühende Asche. Nach dieser Zeremonie wird sich Ihr Solarplexuschakra leichter und befreiter anfühlen.

CHAKRA-PROFILE

GEFÜHLE DES SOLARPLEXUSCHAKRAS

Die negative Gefühlsebene des Solarplexuschakras lässt sich mit einem trotzigen verärgerten Kind vergleichen. Tiefgehende Gefühle, die fast zu überwältigend sind, um sie auszusprechen, oder ein rasendes Verlangen, andere zu kontrollieren oder zu manipulieren, deuten darauf hin, dass dieses Chakra nicht im Gleichgewicht ist. Nehmen Sie zehn Atemzüge, um diese explosionsartige Energie zu beruhigen und zählen Sie dabei von zehn bis eins. Diese Technik ist ein kraftvolles Selbsthilfe-Tool. Sie werden die beruhigende Wirkung spüren und aufhören, Ihre Energie zu vergeuden. Die Absicht, diese Technik regelmäßig anzuwenden, ist schon ein wichtiger Schritt. Bei Menschen mit einem sturen Ego ist in der Regel etwas mehr Überzeugungsarbeit nötig, weil sie wegen ihres starken Willens eher die anderen als sich selbst für schuldig halten.

Der fordernde Wille des unteren Selbst muss von der Weisheit des höheren Selbst geleitet werden. Mit Letzterem ist das innere Wissen, die leise Stimme des Gewissens gemeint, die instinktiv weiß, was richtig ist. Auf das höhere Selbst zu hören ist hilfreich, um das Solarplexuschakra wieder ins Gleichgewicht zu bringen und die Gefühle zu beruhigen.

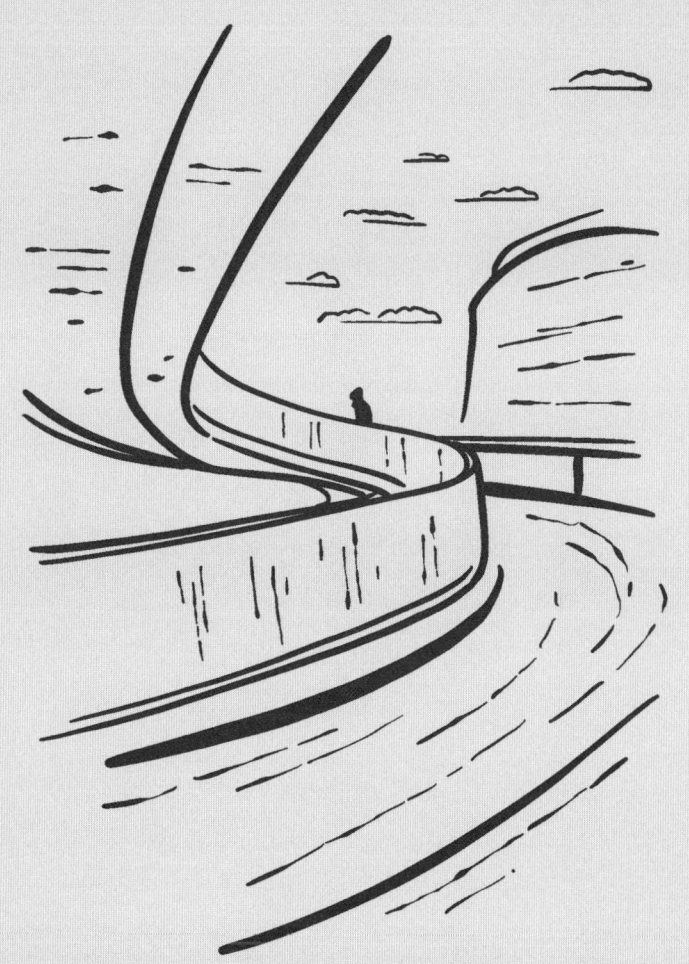

INSPIRATIONEN

Sie können es, weil sie glauben, dass sie es können.

VERGIL
(UM 70–19 V. U. Z.)

Was hinter uns und was vor uns liegt,
sind Kleinigkeiten im Vergleich zu dem,
was in uns liegt.

RALPH WALDO EMERSON
(1803–1882)

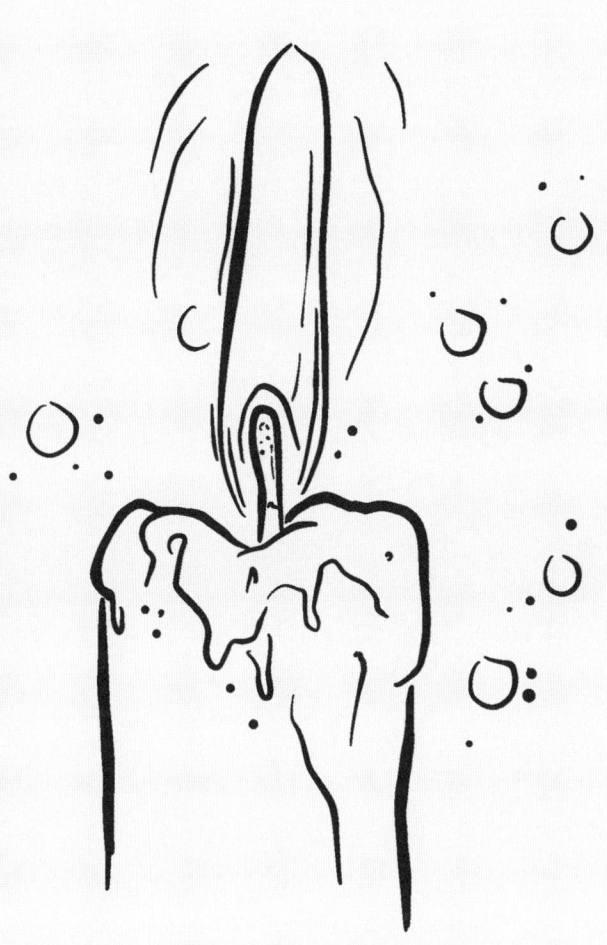

CHAKRA-PROFILE

YOGA FÜR DAS SOLARPLEXUSCHAKRA

Durch die sitzende Vorbeuge kann das Solarplexuschakra beruhigt und wieder ins Gleichgewicht gebracht werden. Die asanas wirken durch Anspannen und Loslassen häufig auf Chakra-Zentren ein, so auch hier.

1 Setzen Sie sich auf den Boden, die Beine vor sich ausgestreckt, den Rücken gerade und die Arme locker an den Seiten. Bewegen Sie leicht die Hüfte hin und her, sodass Sie den Kontakt Ihres Beckens mit dem Boden spüren.

2 Atmen Sie aus und strecken Sie die Arme nach vorn zu Ihren Füßen. Halten Sie den Rücken gerade und drücken Sie die Brust nach vorn, sodass Sie den Oberkörper wie ein Klappmesser nach vorne falten.

3 Atmen Sie ruhig, strecken Sie sich nach unten und umfassen Sie Ihre Beine so, dass es sich angenehm anfühlt – vielleicht an den Waden oder Zehen. Spüren Sie, wie die Muskeln in Ihrem Kreuz und Unterleib aktiviert werden – ebenso wie der Bereich Ihres Solarplexuschakras.

4 Um die Dehnung zu lösen, stützen Sie sich mit den Händen an den Beinen ab, während Sie sich wieder aufrecht hinsetzen.

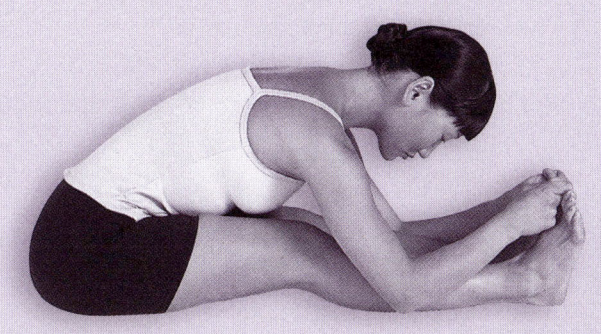

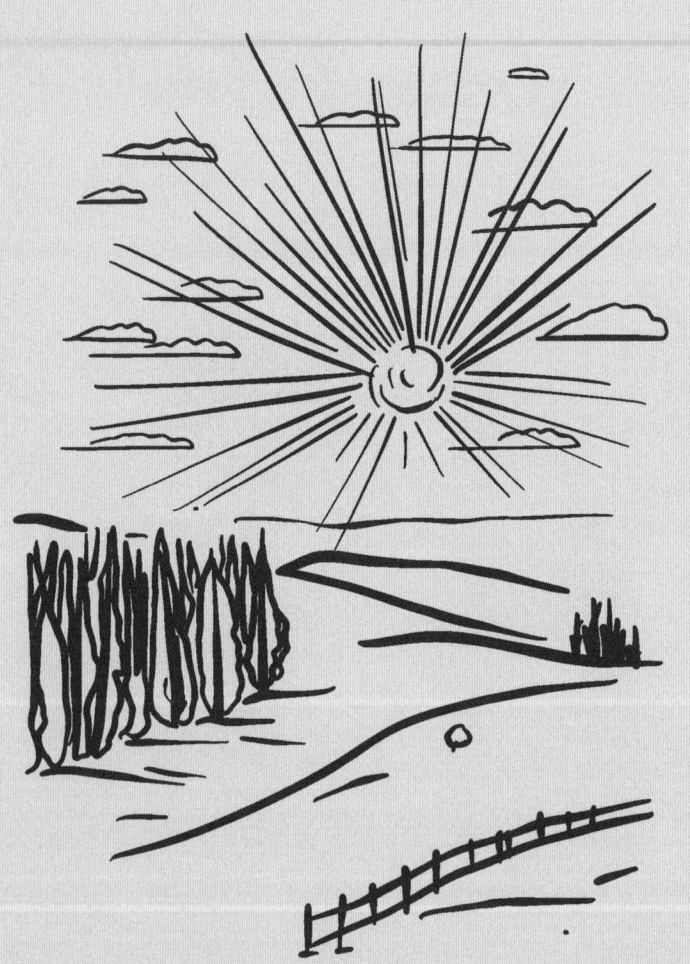

VISUALISIERUNG

Diese Übung greift auf das Bild von Sonne und goldenem Licht zurück und dient dazu, das Solarplexuschakra zu beleben und mit neuer Energie zu versorgen. Wenn Sie in einem städtischen Umfeld wohnen, eignet sich diese Visualisierung besonders gut, da sie Ihr Energiefeld von negativen Einflüssen reinigt und davor schützt. Wenn Sie möchten, zünden Sie vorher eine Kerze an. Setzen Sie sich bequem auf den Boden und legen Sie die Hände in den Schoß.

Konzentrieren Sie sich auf den Bereich direkt unterhalb des Brustkorbs, wo das Solarplexuschakra sitzt. Atmen Sie in diesen Bereich hinein und stellen Sie sich dabei eine Kugel aus strahlend goldenem Licht vor. Visualisieren Sie, wie die Lichtkugel größer wird, bis Sie in einer goldenen Lichtkugel sitzen, die Sie umgibt und durchdringt. Spüren Sie die reinigende, prickelnde und revitalisierende Wirkung dieses goldenen, mit der Sonne verbundenen Lichts. Spüren Sie, wie es negative Gedanken und Gefühle auflöst und Sie durchflutet. Verweilen Sie eine Weile in der Kugel und beobachten Sie dann, wie sie kleiner wird und wieder auf den Bereich Ihres Solarplexuschakras zusammenschrumpft. Atmen Sie tief ein und achten Sie darauf, wie sich Ihr Körper und Geist anfühlen.

CHAKRA-PROFILE

DAS HERZCHAKRA

Unter den sieben Farben des Regenbogens (Rot, Orange, Gelb, Grün, Blau, Indigoblau und Lila) liegt Grün in der Mitte der Farbpalette. Es ist die Farbe des Herzchakras, das in der Mitte der Brust sitzt, zwischen den drei unteren Chakren mit ihrer wärmeren physischen Energie und den drei oberen Chakren mit ihren kühleren Farbtönen und geistigeren Frequenzen. Das Herzchakra in der Mitte bringt Körper und Geist ins Gleichgewicht. Es ist ein Ort von Harmonie und Schönheit. In der Natur sehen wir eine reiche Fülle an leuchtenden, üppig grünen Blättern, die sich zum Sonnenlicht ausstrecken. Diese Energie des Wachstums und der Ausdehnung ist der Schlüssel zum Herzchakra. Sein Element ist die Luft, die es mit der Lunge und der Ausdehnung des Atems verbindet.

Der Sanskrit-Name des Herzchakras ist *anahata*, was »ungeschlagen« oder »unversehrt« bedeutet. Das Chakra heißt so, weil sich das Herz, in dem Liebe gespürt und ausgedrückt wird, sehr häufig verletzt oder schmerzhaft anfühlen kann. Das liegt daran, dass die Liebe bei Menschen durch den Willen – das Solarplexuschakra – beeinflussbar ist. Man versucht, Dinge herbeizuführen, und ist dann verletzt, wenn sie nicht eintreten. Ist das Herzchakra »unversehrt«, ist es stark und strahlt Liebe von einer höheren Ebene aus, die über die Anhaftungen und Anforderungen des niederen Willens hinausgeht. Das ist bedin-

DAS HERZCHAKRA

gungslose Liebe. Sie existiert einfach und strahlt aus einer unerschöpflichen Quelle. Das ist Liebe für alle Lebewesen, alle Geschöpfe und alles, was ist und sein wird.

Bedingungslose Liebe ist ein Zustand des Seins, nicht des Handelns. Manchmal kann sie uns schwerfallen, weil wir als Menschen unaufhörlich die physischen Aspekte des Lebens und das Funktionieren unserer Körper mit den kreativen und inspirierenden Aspekten unseres Geistes in Einklang bringen müssen. Der Lebensweg ist eine Lernkurve und wir alle werden von äußeren Einflüssen, unseren Wünschen und Bedürfnissen geprägt. Es ist nichts falsch an diesen Lebensaspekten, solange keiner von ihnen vorherrschend wird. In einem Zustand bedingungsloser Liebe zu sein heißt, Mitgefühl, Zuneigung und Güte für uns selbst und andere aufzubringen, ohne etwas dafür haben zu wollen. Doch mit der bedingungslosen Liebe hat es etwas Wunderbares auf sich: Wenn wir sie schenken, erhalten wir sie auf dieselbe Art und Weise zurück. Das wird von indischen Weisen Karmagesetz genannt: »Man erntet, was man sät.«

GEFÜHLE DES HERZCHAKRAS

Wenn die Energie Ihres Herzchakras niedrig ist, wird das Gefühl der Liebe unterdrückt. Vielleicht leiden Sie an Gefühlen von Bitterkeit oder an Eifersuchtsattacken, insbesondere wenn der Solarplexus involviert ist und der Wille verlangt, dass Wünsche erfüllt werden. Die Schließung des Herzchakras kann zu emotionalem Rückzug und Kommunikationsverlust führen. Durch dieses Problem kann auch das das nächste Chakra in der Reihe, das Halschakra, erstarren. Das Herzchakra spielt eine wichtige Rolle für das emotionale Gleichgewicht und trägt dazu bei, dass Liebe frei ausgedrückt und empfangen werden kann.

Negative Beeinflussungen der Energie des Herzchakras kann man an der Körpersprache erkennen, zum Beispiel am Verschränken der Arme als zusätzlichem Schutz. Die Arme und Hände erlauben dem Herzchakra, auf körperlicher Ebene durch Halten, Berühren, Streicheln und Liebkosen Liebe auszudrücken. Wenn Sie glauben, ein emotional leeres Herzchakra zu haben, gehen Sie an die frische Luft, breiten Sie die Arme aus und atmen Sie mehrmals tief ein. Das ist eine einfache Methode, um das Herzchakra durch sein Element, die Luft, wieder ins Gleichgewicht zu bringen und Ihren Körper zu öffnen, um Liebe zu schenken und zu empfangen.

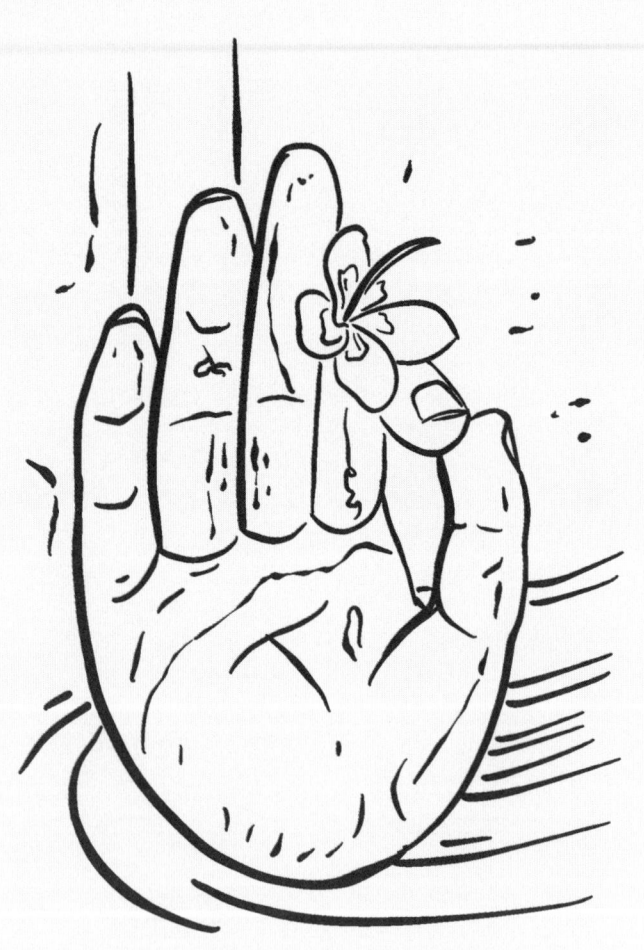

INSPIRATIONEN

Der kleine Raum im Herzen ist so weit wie das unermessliche Universum. Dort sind der Himmel und die Erde, die Sonne, der Mond und die Sterne. Dort sind Feuer, Blitz, Wind und alles, was gerade ist, und alles, was nicht ist.

UPANISCHADEN
(8.–4. JAHRHUNDERT V.U.Z.)

Die einzig andauernde Schönheit ist die Schönheit des Herzens.

RUMI
(1207–1273)

CHAKRA-PROFILE

YOGA FÜR DAS HERZCHAKRA

»Die Kobra« ist eine hervorragende Haltung, um das Herzchakra zu öffnen. Durch die Dehnung der Wirbelsäule wird die Brust herausgestreckt, sodass der Bereich des Herzzentrums mit neuer Energie versorgt wird. Diese Stellung kräftigt auch den Unterleib und belebt die gesamte Wirbelsäule. Denken Sie daran, sich nicht zu überdehnen, insbesondere wenn Sie anfällig für Rückenprobleme sind.

1 Legen Sie sich bäuchlings auf den Boden, die Beine zusammen, die Arme angewinkelt und die Hände auf Schulterhöhe flach auf dem Boden. Legen Sie die Stirn auf den Boden und atmen Sie eine Weile gleichmäßig.

2 Atmen Sie ein, heben Sie dabei langsam die Stirn vom Boden und stützen Sie sich mit den Armen ab, sodass Ihre Brust so weit wie möglich angehoben ist. Ihre Arme stützen Sie. Drücken Sie Ihre Beine zusammen, um die Dehnung zu vergrößern. Atmen Sie dreimal ein und aus.

3 Lassen Sie langsam Ihre Arme sinken und legen Sie sich langsam mit dem Oberkörper zurück auf den Boden. Entspannen Sie sich. Spüren Sie die Wirkung in Bauch und Brust. Wiederholen Sie die Übung bei Bedarf.

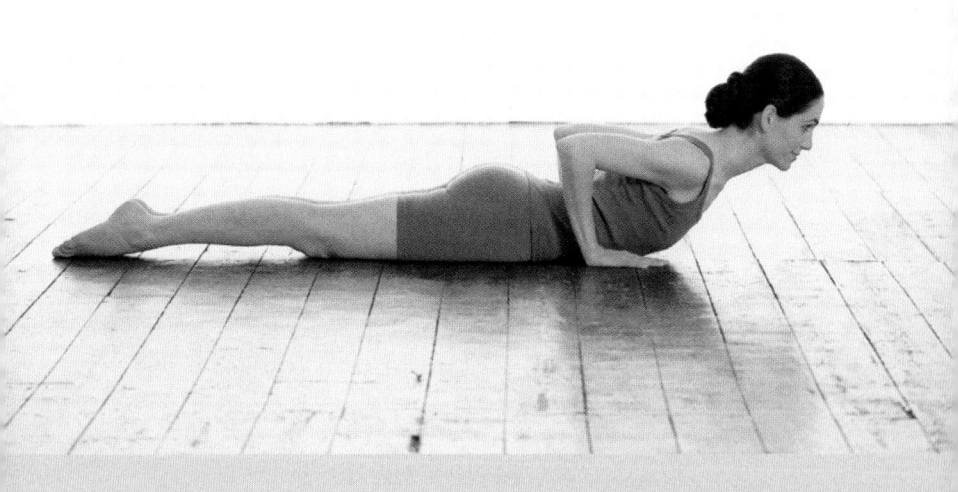

CHAKRA-PROFILE

VISUALISIERUNG

Neben üppigem Grün wird oft noch eine andere Farbe mit dem Herzchakra in Verbindung gebracht, die als Symbol bedingungsloser Liebe gilt: Rosa. Am besten veranschaulicht man die Bedeutung dieser Farben in einer der Natur entnommenen Visualisierung. Nehmen Sie eine bequeme Sitzhaltung ein, entspannen Sie sich und legen Sie die Hände in den Schoß.

Stellen Sie sich einen kleinen grünen Spross vor, der wie eine Zwiebel im Frühjahr aus dem Boden schießt. Durch die Wärme der Sonne zieht es den Spross nach oben, und je mehr Sonnenlicht er erhält, desto größer wird er. Er bildet Ranken aus, seine Knospen öffnen sich und entfalten sich zu Blättern, die sich biegen, um die Sonnenstrahlen aufzufangen und die Pflanze mit Nahrung zu versorgen, damit sie stark wird und weiterwächst. Jetzt gleicht die Pflanze einer reichen Fülle von Grün, Wachstum und Lebenskraft. Am Höhepunkt ihres Wachstums geschieht etwas. Eine Knospe in der Mitte nimmt eine andere Form an. Sie wird größer, öffnet sich und bildet schöne dunkelrosafarbene Blütenblätter aus. Die Blume erhält ein köstliches, mild-süßes Aroma. Genießen Sie den Farbkontrast aus üppigem Grün und sanftem Rosa und erlauben Sie diesem Symbol, Ihr Herzchakra zu entspannen und mit neuer Energie zu versorgen.

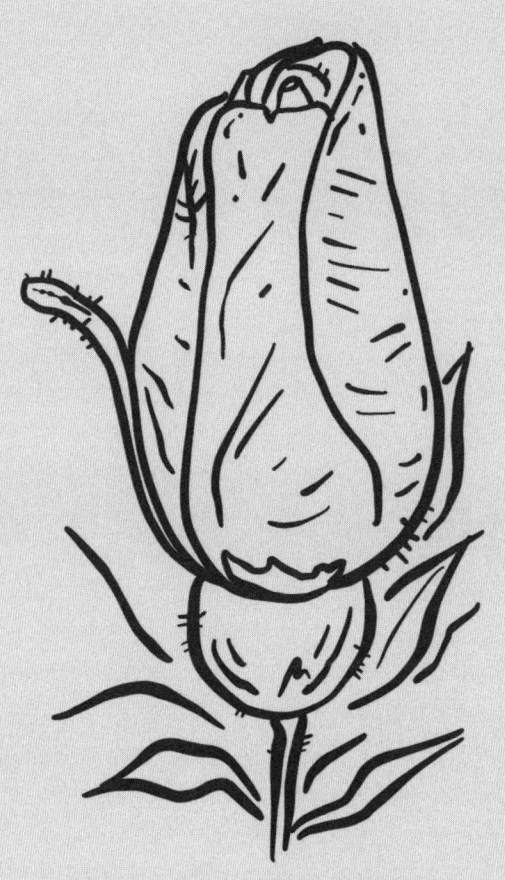

CHAKRA-PROFILE

DAS HALSCHAKRA

Das Halschakra liegt in der Vertiefung unten am Hals, wo die Schlüsselbeinknochen aufeinandertreffen. Der Sanskrit-Name des Chakras ist *vishuddha*, was »Reinigung« bedeutet. Es steht mit der Kraft des Klangs in Verbindung. Die Energie des Halschakras ist eng mit der Stimme, Sprechen und Singen verbunden. Je ausgeglichener das Halschakra ist, desto klarer kommunizieren wir mit anderen. Mund und Hals sind auch die Eintrittsstellen des Atems in den Körper auf seinem Weg in die Lunge. Wenn man den Atem mit der Stimme verbindet, entstehen wunderschöne Klänge. Wenn Sie das nächste Mal eine Opernsängerin hören, denken Sie an diese Verbindung – Atem, Stimme, Klang, Musik und Harmonie. Die Stimme ist ein wunderbares Werkzeug der Menschen, das sowohl Kommunikation, Kreativität und Harmonie durch Klang ermöglicht. Das Halschakra verleiht der Stimme Energie.

Die Farbe des Halschakras ist Blau, was im Vergleich zu den warmen Tönen der unteren Chakren ein Schwingungswechsel hin zu einem sehr viel kühleren Farbton ist. Farben wie Blau oder Lila liegen am oberen Ende des Farbspektrums und haben eine subtilere und beruhigendere Wirkung als die energischen Rot-, Orange- und Gelbtöne weiter unten. Der verbindende Farbton mit dem Halschakra ist ein dunkles

DAS HALSCHAKRA

Saphirblau. Im Mittelalter zahlten Glashersteller Unsummen für gemahlenen Lapislazuli, einen seltenen blauen Edelstein, den sie als Farbstoff für Buntglas nutzten. In Frankreich beherbergt die eindrucksvolle Kathedrale von Chartres das berühmte Rosenfenster mit saphirblauem Glas, das besonders gut bei schwachem Licht im Innern zu sehen ist. Im Mittelalter verwendeten auch die Buchmaler edler Manuskripte gemahlenen Lapislazuli als Farbstoff, um den blauen Himmel des Paradieses und die Farbe des jungfräulichen Gewandes darzustellen.

Das Element des Halschakras ist der Äther. Unsere Reise hat uns von der Erde am Wurzelchakra über das Wasser am Sakralchakra und das Feuer am Solarplexus bis zur Luft am Herzen geführt. Der Äther ist die erste Ebene, die über den physischen Körper hinausgeht. Auf dieser Ebene schwingt die Klangenergie, mit der wir die energetische Struktur des Körpers reinigen können. Aus diesem Grund sind das Tönen und Singen heiliger Klänge so effektiv, wenn es darum geht, dieses Chakra zu heilen, auszubalancieren und zu unterstützen.

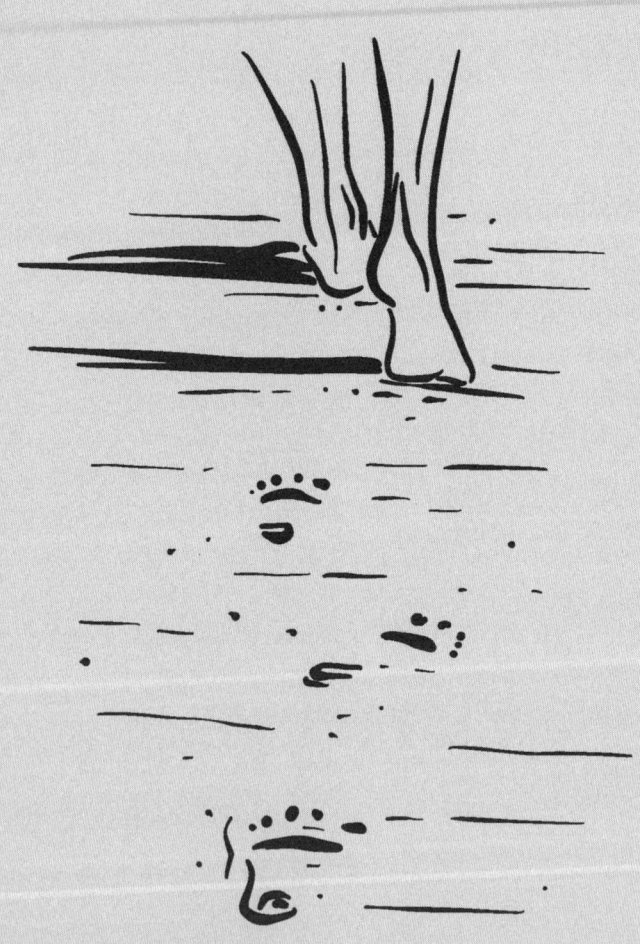

GEFÜHLE DES HALSCHAKRAS

Dieses Chakra ist eng mit dem Selbstausdruck verbunden. Jeder von uns ist einzigartig und wir alle haben etwas zu sagen. Unser Selbstausdruck kann auch andere Formen als Sprache annehmen. Vielleicht durch eine kreative Tätigkeit wie Malen oder Zeichnen. Wir besitzen die einzigartige Fähigkeit, Inspiration in etwas Konkretes zu übersetzen und sie durch ein ausgeglichenes Halschakra auszudrücken. Das Wort »Inspiration« leitet sich vom lateinischen *spirare* ab, das »atmen« bedeutet. Daher ist der Atem, der durch den Bereich des Halschakras fließt, eng mit der Energie des Halschakras verbunden, das wiederum den kreativen Ausdruck fördert.

Wenn wir gestresst oder emotional frustriert sind, fühlt sich unsere Kehle wie zugeschnürt an und wir haben das Gefühl, nicht atmen zu können. Es ist, als wären wir unfähig auszudrücken, was wir wirklich sagen wollen, oder als hätten wir Angst davor, etwas zu sagen, was wir später bereuen. Das verursacht Stress im Halschakra, von dem man sich anschließend befreien muss. Damit dieses Chakra weiterhin geöffnet bleibt und gut funktioniert, ist es wichtig, einen offenen, klaren Umgang mit anderen zu pflegen und die eigene Wahrheit auszusprechen.

INSPIRATIONEN

Das Eine bleibt, das Viele ändert sich und geht;
Das Licht des Himmels scheint für immer,
die Schatten der Erde fliegen vorüber,
Das Leben – ähnlich einer bunten Kuppel
aus Glas – Färbt das weiße Strahlen der Ewigkeit.

PERCY BYSSHE SHELLEY
(1792–1822)

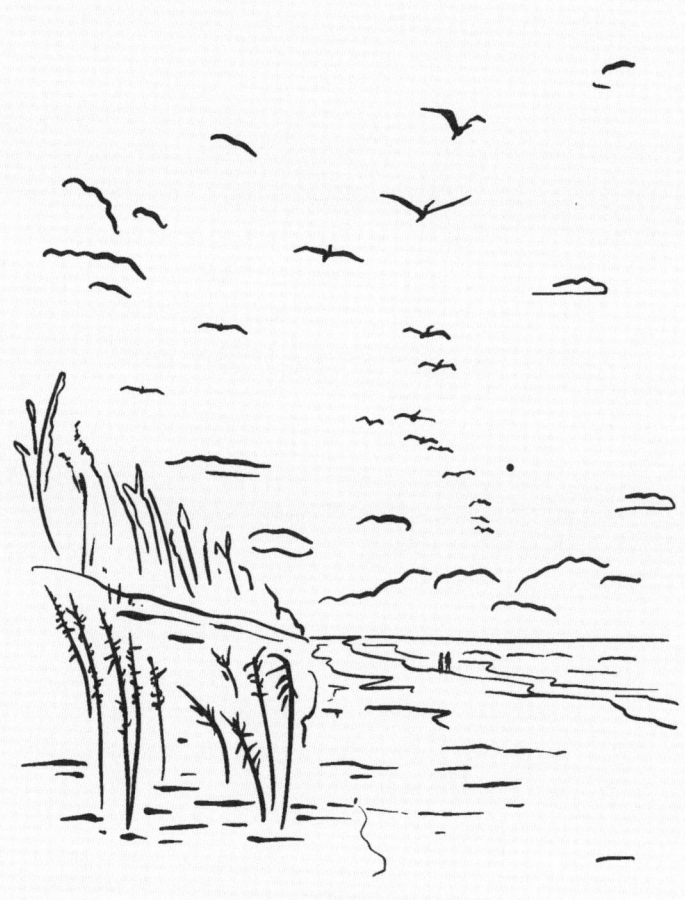

CHAKRA-PROFILE

YOGA FÜR DAS HALSCHAKRA

Das *asana* »Der Pflug« trägt dazu bei, das Halschakra mit Energie zu versorgen, den Rücken stark zu strecken und die Energie rund um den Halsbereich zu bündeln. Wenn Sie die Dehnung lösen, werden Sie sich im gesamten Körper sowie im Hals- und oberen Brustbereich leichter und freier fühlen. Wenn Sie am Anfang mit den Zehen nicht den Boden erreichen, üben Sie weiter. Mit der Zeit wird es Ihnen leichter fallen.

1 Legen Sie sich auf den Rücken, die Beine zusammen und die Handflächen nach unten an Ihren Seiten.

2 Atmen Sie aus und heben Sie dann beim Einatmen langsam Beine und Hüfte über Ihren Kopf, indem Sie Ihre Beine so tief wie möglich hinter sich strecken, bis die Zehenspitzen den Boden berühren. Stützen Sie Ihren Rücken mit den Händen und atmen Sie ungefähr eine Minute lang in die Dehnung.

3 Um die Dehnung zu lösen, winkeln Sie die Beine an, rollen sanft aus der Haltung heraus und bleiben eine Weile still liegen.

4 Lenken Sie Ihr Bewusstsein zum Bereich Ihres Halschakras. Achten Sie auf Gefühle von Energie, Offenheit oder Enge. Nehmen Sie diese Haltung ein, um die Energie des Halschakras zu harmonisieren.

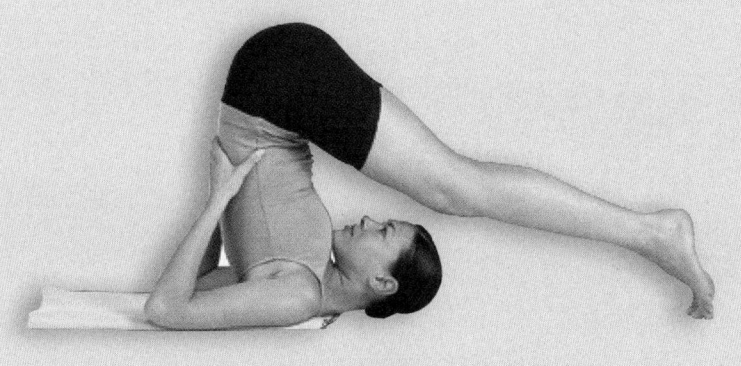

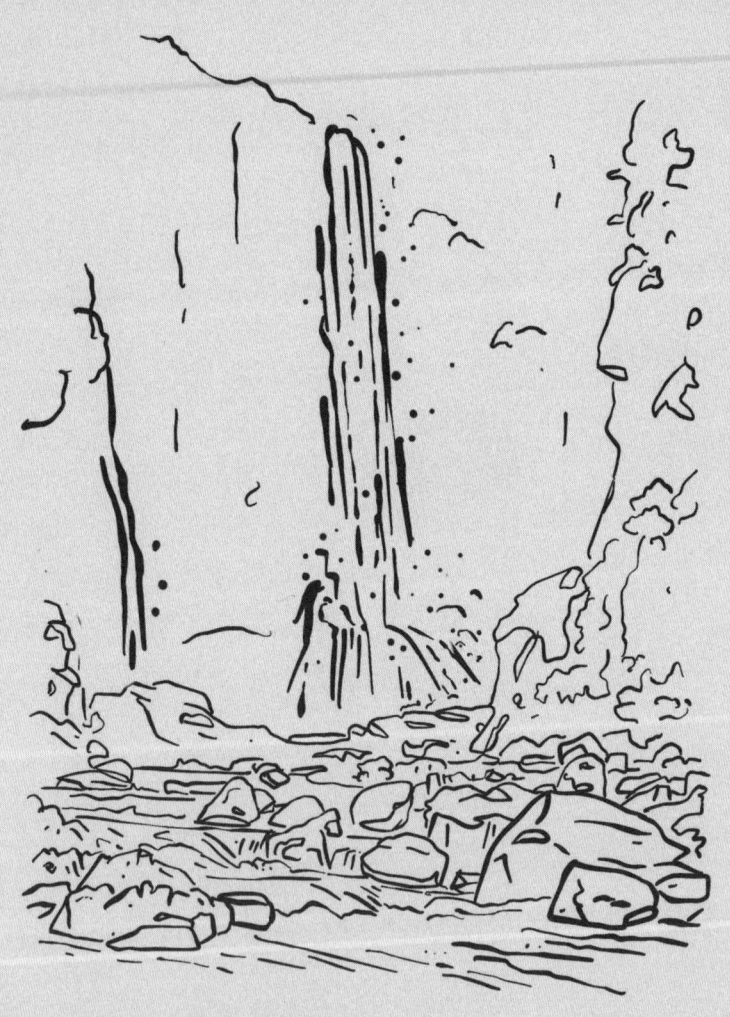

VISUALISIERUNG

Hier benutzen wir das Bild eines Wasserfalls, um den Energiefluss durch den Bereich des Halschakras zu fördern. Diese Visualisierung dient dazu, Sie zu harmonisieren und zu beruhigen. Die Vorstellung von fließendem Wasser hilft dabei, das Gefühl abzuschütteln, irgendwie festzustecken. Das Bild trägt dazu bei, sich von emotionalen Engegefühlen im Halsbereich zu befreien. Setzen Sie sich in bequemer Haltung auf einen Stuhl, die Hände auf die Knie gelegt. Atmen Sie sanft und gleichmäßig.

Visualisieren Sie einen Wasserfall, der von einer Felsklippe in ein tiefes Becken hinabstürzt, aus dem ein plätschernder Bach entspringt. Stellen Sie sich das Geräusch von fallendem Wasser vor, betrachten Sie die strudelartigen Muster in dem dunkelblauen tiefen Becken und fühlen Sie den milden Wasserdampf auf Ihrer Haut. Begeben Sie sich ins Wasser und stellen Sie sich unter den Wasserfall; spüren Sie die Kraft des Wassers, das über Ihr Gesicht, Ihren Nacken und an Ihrem Körper hinabfließt. Fühlen Sie, wie die fließende Energie durch Ihr Halschakra strömt und dabei Blockaden auflöst und angestaute Gefühle wegspült. Lassen Sie alles los. Wenn Sie bereit sind, treten Sie aus dem Wasser hinaus ans Ufer. Entspannen Sie, atmen Sie und spüren Sie dem Gefühl von Offenheit in Ihrem Halschakra nach.

CHAKRA-PROFILE

DAS STIRNCHAKRA

Das Stirnchakra liegt zwischen den Augenbrauen und wird mit der Farbe Indigoblau assoziiert, dem leicht violetten Dunkelblau des Nachthimmels. Sein Sanskrit-Name lautet *ajna,* was »erkennen« bedeutet. Dieses Chakra ist eng mit der Intuition verbunden, dem instinktiven Wissen des »sechsten Sinns«, der mysteriös, doch irgendwie richtig ist. Es ist zudem das sechste Chakra im Frequenzmuster, das an der Wurzel beginnt und am Scheitelpunkt im siebten Chakra am höchsten ist.

Das Stirnchakra (auch Dritte-Auge-Chakra) ist der Sitz der Intelligenz. Diese kann physisch, emotional, geistig oder spirituell sein und bezieht sich nicht nur darauf, »clever zu sein«. Wir besitzen die Fähigkeit, über unsere Chakren unseren physischen Körper kennenzulernen, einen Bezug zu unseren Gefühlen herzustellen, unsere Welt zu verstehen und spirituell inspiriert zu sein. Dies sind alles Merkmale unserer Intelligenz. Im dritten Auge verbinden sich diese Elemente miteinander, um uns eine vollständige Wahrnehmung von uns selbst und der Welt um uns herum zu geben. Darauf basieren die Bedingungen für Intuition, den kreativen Sprung ins Ungewisse. Ohne solche Sprünge hätte es die menschliche Evolution nicht gegeben. Heutzutage sind wir mit großen Fragen über uns als Spezies konfrontiert, darüber, wie wir

DAS STIRNCHAKRA

den Planeten bevölkern und seine Ressourcen aufbrauchen. Die Antworten liegen in der Anwendung unseres vollkommenen Bewusstseins und unserer Intelligenz.

Das antike Mantra oder heilige Geräusch OM hilft uns dabei, das Stirnchakra zu öffnen und die Energie von Bewusstsein und Kreativität zu stimulieren. OM ist ein Klang, der alle Dinge miteinander verbindet – vom winzigsten Atom in uns bis zur unermesslichen Weite der Sterne. Bei diesem Chakra gehen wir über den physischen Körper hinaus und bewegen uns in den Bereich des Lichts. Dieses Licht ist das feinstoffliche Element, das mit dem dritten Auge in Verbindung gebracht wird. Beim Singen des Lautes OM wird das Licht des Kosmos in den physischen Körper gebracht.

Mit der Arbeit am Stirn- und Kronenchakra sollte man erst beginnen, wenn die unteren Chakren eine ausgewogene Grundlage bilden und dort größere Blockaden gelöst wurden. So baut man auf einer soliden, stabilen Grundlage auf, die spirituelles Wachstum ermöglicht. Ihre Intuition wird Ihnen sagen, ob die richtige Zeit gekommen ist, um diese höheren Frequenzen zu erforschen. Hüten Sie sich aber vor den negativen Egowünschen des Solarplexuschakras, das alles auf einmal will. Haben Sie Geduld mit sich selbst. Diese Arbeit wird Ihr ganzes Leben andauern. Die Blume erzwingt ihre Reise zur Sonne nicht; sie wächst und entfaltet sich in ihrem eigenen Tempo.

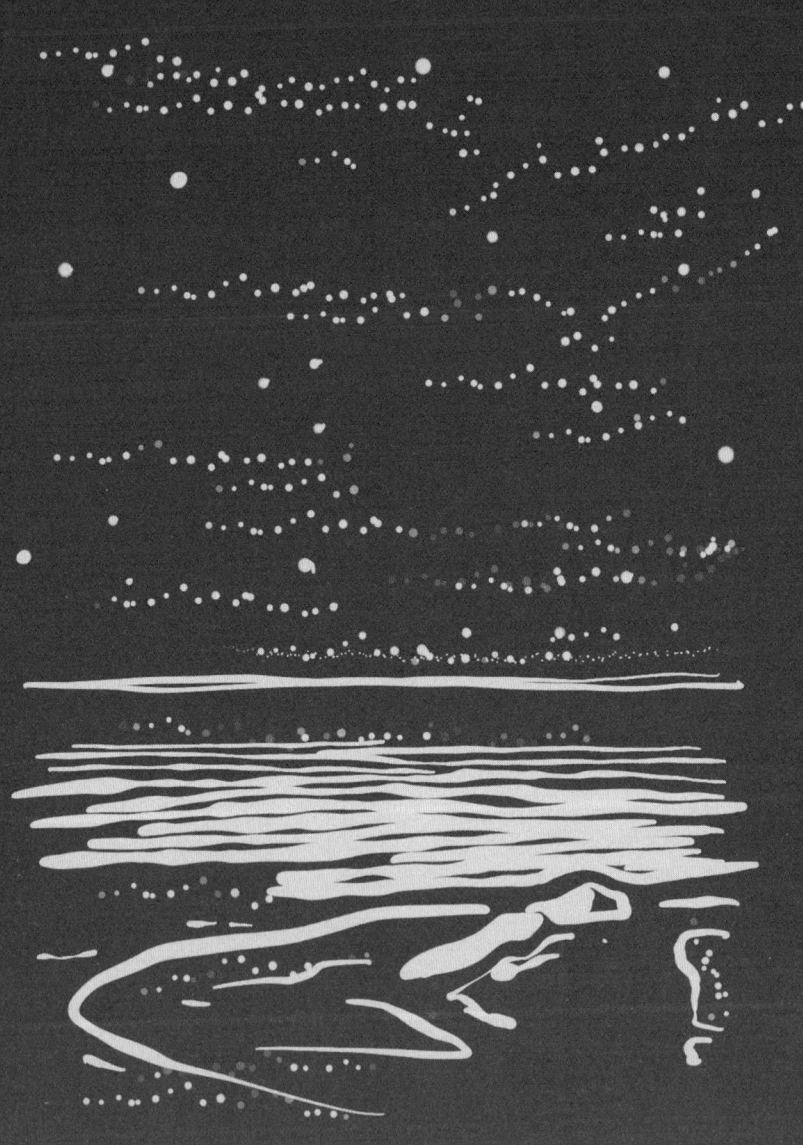

GEFÜHLE DES STIRNCHAKRAS

Viele Probleme mit der Energieschwingung des Stirnchakras sind darauf zurückzuführen, dass die unteren Chakren nicht im Gleichgewicht sind und das Stirnchakra beeinflussen. Zum Beispiel können die Spannungen, Frustrationen und Anforderungen des Solarplexus eine mentale Spannung erzeugen, die zu Kopfschmerzen und Migräne im Stirnbereich führt. Ein anderes Beispiel ist sexuelle Spannung oder Kühle im Sakral- und Wurzelchakra, was ebenfalls Migräne auslösen kann. Aus diesem Grund müssen die Probleme der unteren Chakren gelöst werden, damit das dritte Auge richtig funktioniert.

Mentale Zustände wie Angst, Beklemmung, Verwirrung und Unsicherheit weisen ebenfalls auf eine niedrige Energie im Stirnchakra hin. Es ist wichtig, das gesamte System mithilfe der Wurzelchakra-Tools zu erden, bevor man gezielt mit dem dritten Auge arbeitet. Hierfür gibt es eine wunderbare Möglichkeit: Gehen Sie in einer sternklaren Nacht nach draußen und sehen Sie sich einfach die Sterne an, die im dunklen Indigoblau des Nachthimmels funkeln. Spüren Sie, wie die Farbe des Stirnchakras Ihre Sinne beruhigt und wie Ihre Füße fest mit dem Boden verwurzelt sind. Das trägt dazu bei, sich zentriert, stabil und stark zu fühlen und in sich selbst zu ruhen.

INSPIRATIONEN

*Nicht was man anschaut, ist von Bedeutung,
sondern was man sieht.*

HENRY DAVID THOREAU
(1817-1862)

*Wir sind aus dem Stoff, aus dem Träume
gemacht sind, und unser kleines Leben
ist von Schlaf umringt.*

WILLIAM SHAKESPEARE
(1564–1616)

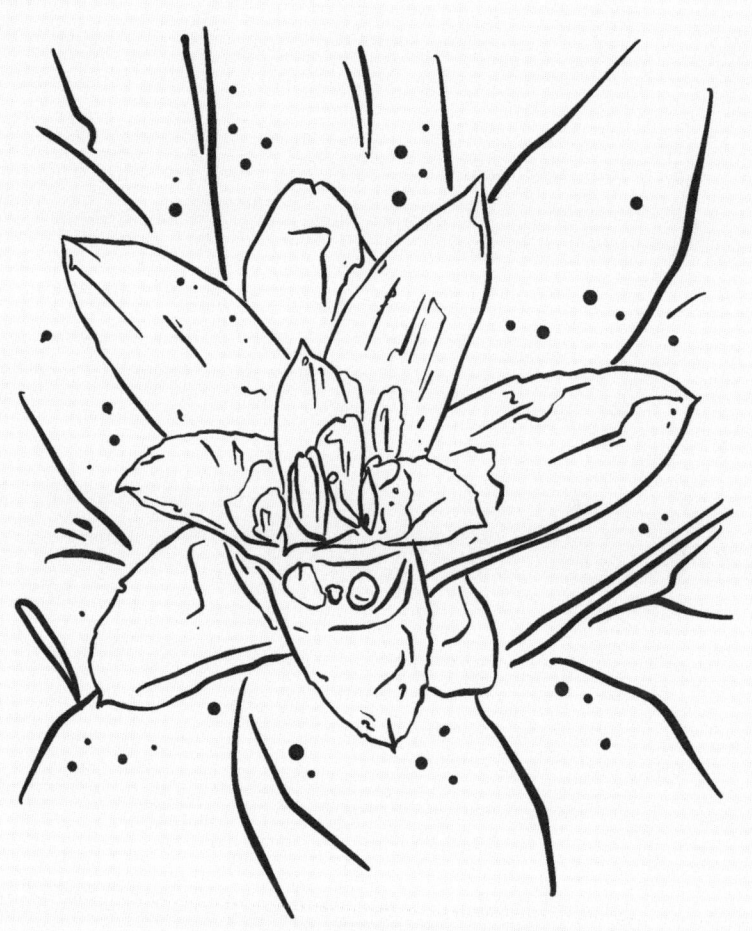

CHAKRA-PROFILE

YOGA FÜR DAS STIRNCHAKRA

Die wunderbare Yogahaltung »Der Fisch« wirkt sich auf Wirbelsäule, Brust, Hals und Stirnchakra aus. Sie ist eine tiefe Dehnung und sollte daher nur versucht werden, wenn der Körper durch einige der vorherigen Yogastellungen aufgewärmt ist.

1 Legen Sie sich mit dem Rücken flach auf den Boden, die Arme an den Seiten und die Füße zusammen. Atmen Sie mehrmals tief ein. Legen Sie Ihre Hände mit den Handflächen nach unten unter Ihr Gesäß und strecken Sie sie so weit wie möglich unter Ihre Oberschenkel, sodass Ihre Arme durchgestreckt sind.

2 Atmen Sie jetzt ein, stützen Sie sich mit den Ellbogen ab und heben Sie die Brust vom Boden hoch, sodass Ihr unterer Rücken gewölbt ist. Ihre Arme und Hände geben Ihnen Halt.

3 Atmen Sie aus und berühren Sie mit der Oberseite Ihres Kopfes sanft den Boden, ohne sich darauf zu stützen. Atmen Sie gleichmäßig und spüren Sie die Dehnung in Brust, Lunge, Bauch, Rücken und Hals sowie die Wirkung auf das Stirnchakra.

4 Heben Sie, um die Dehnung zu lösen, den Kopf, lassen Sie langsam die Arme sinken und legen Sie sich wieder auf den Boden.

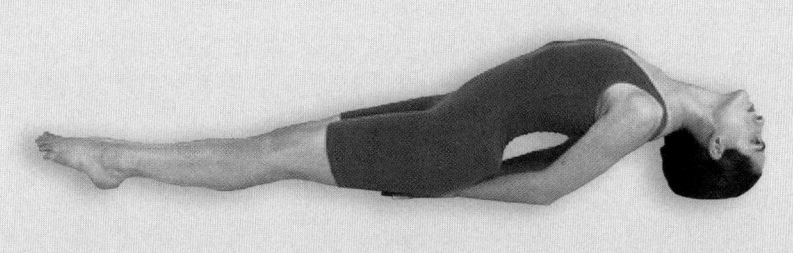

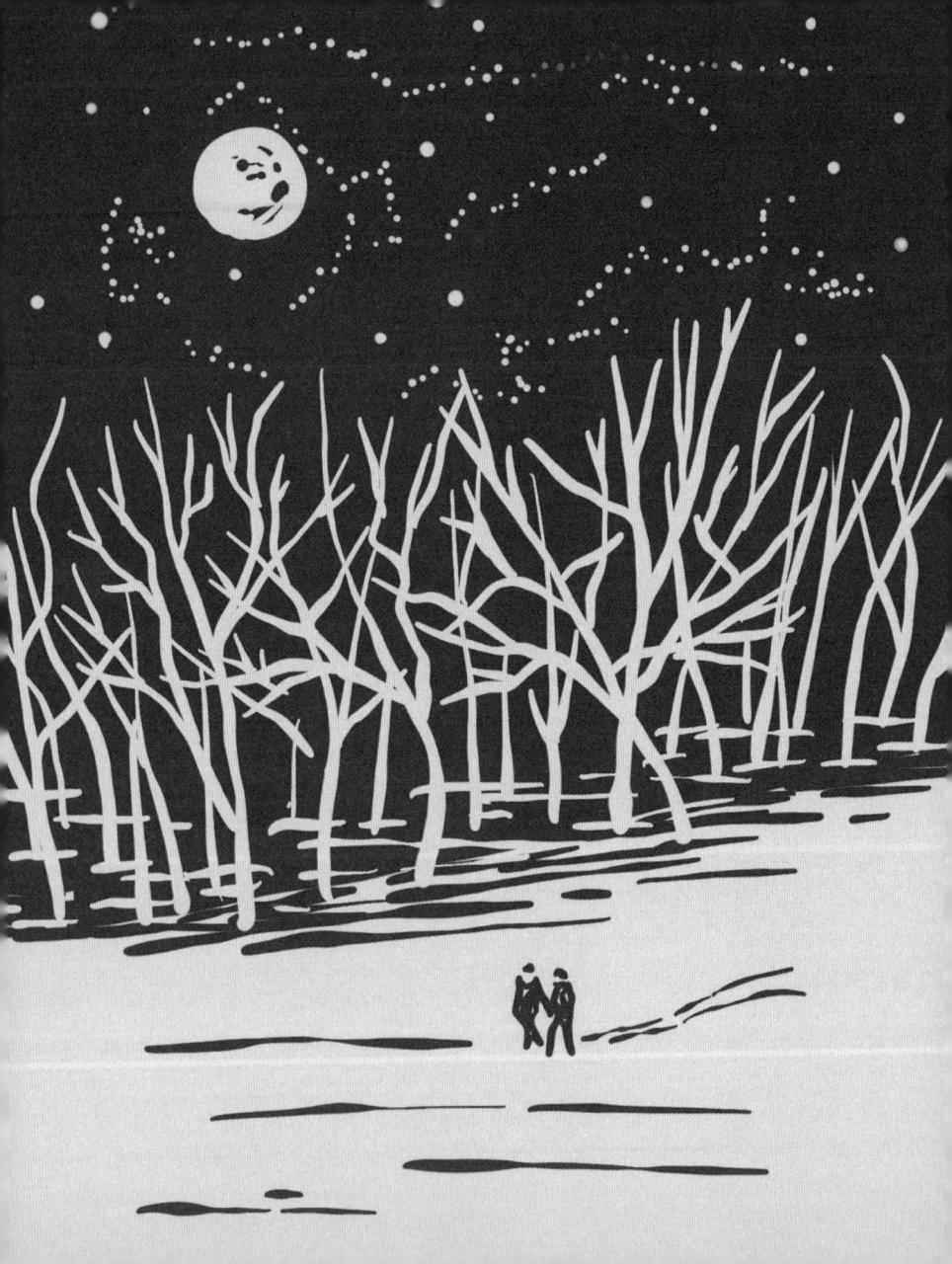

VISUALISIERUNG

In vielen Traditionen wird der Nachthimmel als Karte weit entfernter Sphären gesehen, in denen große Weisheit zu finden ist. Irgendwo an diesem Himmel befindet sich Ihr Stern, Ihre spirituelle Heimat. Diesen Ort zu finden wird die Intuition Ihres Stirnchakras verbessern. Zünden Sie eine Kerze an, wenn Sie möchten. Sitzen Sie still und entspannen Sie sich.

Visualisieren Sie einen dunklen violett-blauen Nachthimmel mit Millionen von hell glitzernden Sternen. Spüren Sie, wie sich eine kühle Ruhe über Sie legt, während Sie den unendlichen Weltraum betrachten. Halten Sie Ihr Stirnchakra ruhig, offen und empfänglich. Während Ihr Blick über das Himmelsbild schweift, entdecken Sie einen Stern, von dem Sie angezogen werden. Konzentrieren Sie sich auf diesen Lichtfleck. Er wird immer größer, während Sie sich auf ihn zu bewegen. Achten Sie darauf, um welche Art von Stern es sich handelt, in welcher Farbe er strahlt und ob er Ringe hat. Vielleicht sehen Sie ihn sogar in einer Galaxie, einer riesigen Sternspirale. Wie auch immer er aussieht – er ist ein himmlisches Leuchtfeuer, das nur Sie erkennen. Bleiben und verweilen Sie bei Ihrem Stern und achten Sie darauf, welche Informationen, Eindrücke oder Gefühle sich zeigen. Atmen Sie und strecken Sie Ihre Füße und Hände aus, um Ihr Bewusstsein zurück zur Erde zu führen.

CHAKRA-PROFILE

DAS KRONENCHAKRA

Das Kronenchakra liegt ganz oben am Kopf. Bei einem Neugeborenen sind die Schädelknochen an dieser Stelle noch nicht zusammengewachsen und den alt-indischen und alt-orientalischen Traditionen zufolge wird auf diese Weise die Verbindung zur göttlichen Quelle für kurze Zeit verlängert, damit sich der Geist im Körper des jungen Menschen festigen kann. Sie lehren, dass Empfängnis und Geburt nicht nur biologische Vorgänge sind, sondern aus dem Verschmelzen männlicher und weiblicher Energien hervorgehen, die zusammen mit dem Funken einer göttlichen Quelle ein neues Wesen erschaffen.

Diese Verbindung zur Quelle der Schöpfung bleibt über das Kronenchakra erhalten. Seine Farbe ist Lila oder Weiß und sein Sanskrit-Name lautet *sahasrara*, was »tausendblättriger Lotus« bedeutet. In der indischen Tradition ist die Lotusblume heilig. Sie schlägt Wurzeln im schlammigen Grund eines Sees, der die materielle Welt symbolisiert, dann wächst ihr Stiel durch das Wasser, das für den Bereich der Gefühle steht, nach oben in Richtung Licht. An der Wasseroberfläche strecken sich die Blätter im Bereich der Luft wie eine Plattform zum Sonnenlicht aus. Schließlich bildet sich eine Blume, die ihre perfekt angeordneten Blütenblätter öffnet und einen herrlichen Duft in den

DAS KRONENCHAKRA

feinstofflichen Bereich des Äthers ausströmt. Der Lotus veranschaulicht die verschiedenen Chakren in jedem von uns.

Was auch immer Sie für den Geist, die Quelle, den göttlichen Funken der Schöpfung halten, das Kronenchakra ist Ihre Verbindung dazu. Auch wenn Sie sich nicht für spirituell halten, haben Sie dieses Energieniveau. Lassen Sie sich nicht durch Worte verwirren. Die Feinheit des Kronenchakras geht über sie hinaus. Den göttlichen Geist können Sie überall finden – in den herrlichsten Kathedralen oder im Regentropfen, der auf einem Grashalm in der Morgensonne glitzert. Er ist all das, was für Sie von Liebe und Verbindung zeugt und über das alltägliche Dasein hinausgeht.

Am Wurzelchakra sind wir mit dem Überleben beschäftigt und am Sakralchakra mit Kreativität und Fortpflanzungsenergie. Am Solarplexuschakra finden wir den starken Willen und am Herzen die Ausdehnung zur Liebe. Am Halschakra geben wir Gefühlen und Gedanken Ausdruck und am Stirnchakra öffnet sich unsere Intuition. Am Scheitelpunkt erleben wir unsere persönliche Verbindung mit der Quelle. Wenn wir den Weg geebnet und persönliche Blockaden aufgelöst haben, erfahren wir den Geist, während wir noch im Körper sind. Das ist es, was die Menschen des Altertums »Erleuchtung« nannten.

CHAKRA-PROFILE

GEFÜHLE DES KRONENCHAKRAS

Die Energie des Kronenchakras ist die höchste Schwingung im Körper. Sie ist mit der Zirbeldrüsenfunktion und Leiden wie Depression oder Winterdepression verbunden. Bei Kindern, bei denen Hyperaktivität oder ADHS diagnostiziert wurde, liegt wahrscheinlich ein Ungleichgewicht im Kronenchakra vor.

Probleme mit dem Kronenchakra können auch als schwere psychische Störungen in Erscheinung treten, darunter Demenz, Schizophrenie und andere Geisteserkrankungen mit verzerrten, unsicheren Realitätsvorstellungen, die zu irrationalem Verhalten, Verwirrung und großer Verletzlichkeit führen. Für Menschen mit diesen Krankheitsbildern können Therapien hilfreich sein, die die Sinne als Kommunikationsmittel einsetzen. Berührung, Klänge, Farben und Aromen tragen dazu bei, das Chakra-System wieder ins Gleichgewicht zu bringen, da sie erden und ein stärkeres Verbundenheitsgefühl mit der Welt bewirken.

Um Ihr Kronenchakra ins Gleichgewicht zu bringen, legen Sie sich mit dem Rücken auf den Boden, die Hände flach nebeneinander auf den Kopf, die Finger in Richtung Hinterkopf. Bleiben Sie so für ein paar Minuten. Vielleicht fühlen Sie es unter Ihren Händen pulsieren. Warten Sie auf einen gleichmäßigen Rhythmus; das bringt Ruhe und Frieden.

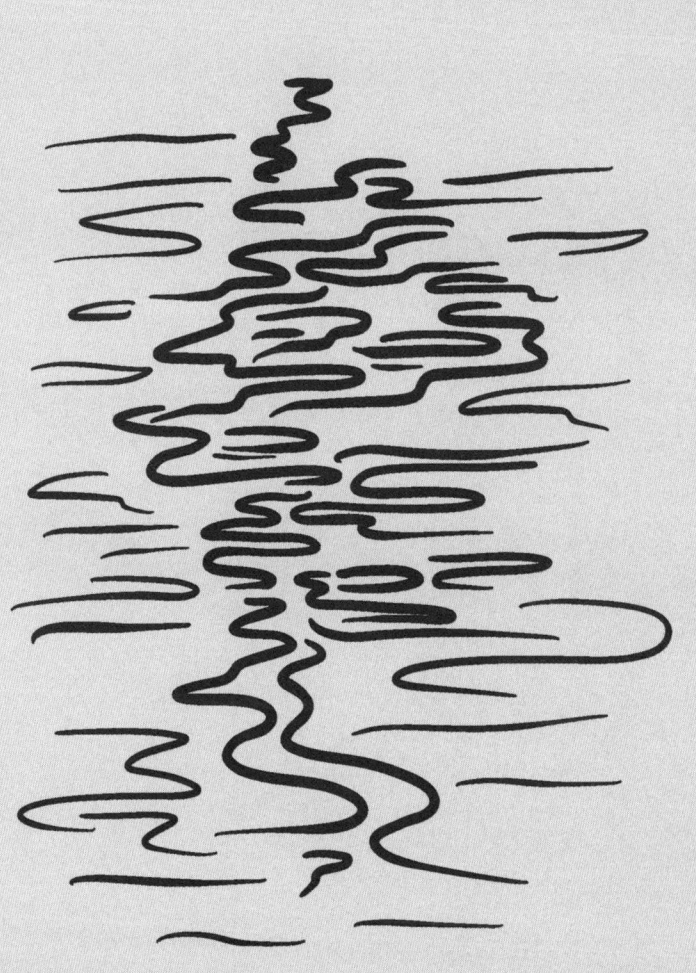

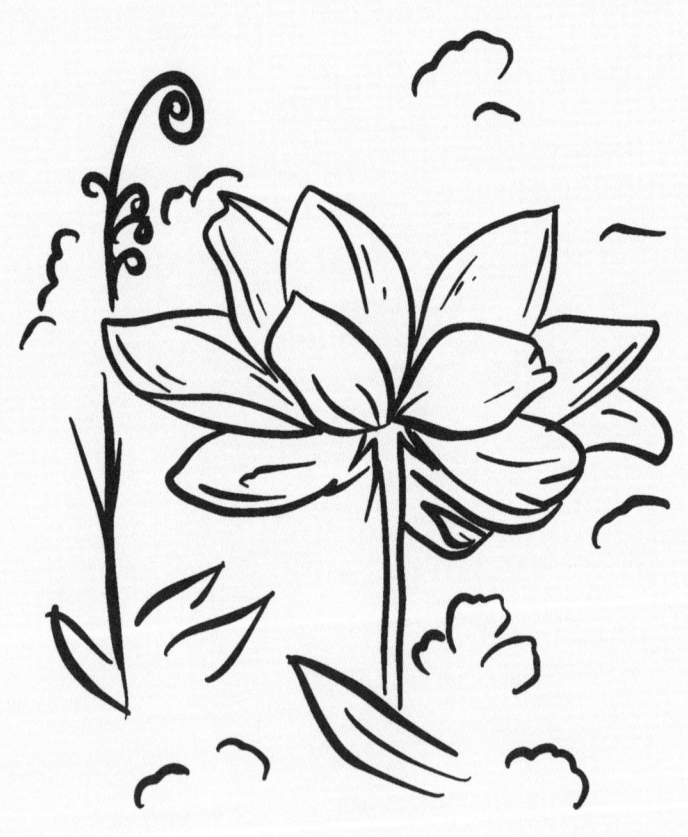

INSPIRATIONEN

*Jenseits der Sinne ist der Verstand,
höher als der Verstand ist das sattvam[1],
über dem sattvam der große atman[2],
höher als der Große ist das Unentfaltete.
Oberhalb des Unentfalteten ist einzig puruscha,
der Alldurchdringende, der Namenlose.
Wer ihn kennt, befreit ist dieser Mensch
und geht in die Unsterblichkeit.*

KATHA UPANISCHAD
(1400–800 V. U. Z.)

---

[1] *sattvam*: »die Klarheit und Transparenz des Seins« (Anm. d. Übers.)

[2] *atman:* »Seele oder Geist« als ein Universales, das allem Existierenden vorausgeht und innewohnt und sein wahres Wesen ist (Anm. d. Übers.)

CHAKRA-PROFILE

YOGA FÜR DAS KRONENCHAKRA

Die Yogahaltung, die am häufigsten mit dem Kronenchakra in Verbindung gebracht wird, ist der Lotussitz, der jedoch eine gute Gelenkigkeit erfordert. Daher greifen wir hier auf die einfachere Variante des halben Lotussitzes zurück. Diese Haltung fördert eine gerade Wirbelsäule. Führen Sie vorab einige der anderen, in diesem Buch vorgeschlagenen *asanas* durch, da die höheren Chakra-Schwingungen nur geöffnet werden sollten, wenn die unteren ausbalanciert sind.

1 Setzen Sie sich auf den Boden, die Beine in einem V von sich gestreckt, die Wirbelsäule aufrecht.

2 Winkeln Sie das rechte Bein an und legen Sie den Fuß so hoch wie möglich auf den linken Oberschenkel.

3 Winkeln Sie das linke Bein an und legen Sie den linken Fuß unter Ihren rechten Oberschenkel.

4 Legen Sie die Hände auf Ihre Knie, schließen Sie die Augen, atmen Sie tief ein und visualisieren Sie lilafarbenes Licht an Ihrem Kronenchakra.

5 Bleiben Sie so lange in der Haltung, wie es angenehm ist – zu Beginn vielleicht nur ein paar Minuten. Es ist ein ideales asana zum Meditieren.

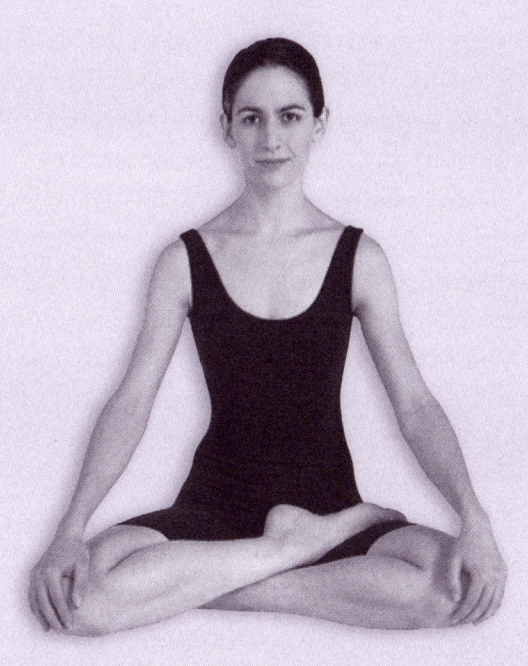

CHAKRA-PROFILE

VISUALISIERUNG

Diese einfache, doch wirkungsvolle Übung nutzt das hell leuchtende Licht eines Diamanten, der alle Farben des Regenbogenspektrums reflektiert. Erden Sie sich, bevor Sie anfangen; laufen Sie zum Beispiel mehrere Minuten barfuß durch Ihr Zuhause und spüren Sie dabei den Unterschied zwischen Teppich, Linoleum-, Holz- oder Keramikboden unter Ihren Füßen. Das hilft dabei, sich zu zentrieren. Zünden Sie eine Kerze an, wenn Sie möchten. Nehmen Sie den halben Lotussitz ein.

Visualisieren Sie einen schönen, facettenreichen Diamanten in Tränenform vor Ihren Augen. Achten Sie auf all die Farben, die er widerspiegelt – von feurigen Rot- und Orangetönen über strahlendes Gold bis zu Grün-, Blau- und Lilatönen. Während Sie den Diamanten betrachten, verschmelzen alle Farben miteinander und werden zu hell leuchtendem, kristallklarem weißen Licht. Stellen Sie sich den Diamanten jetzt über Ihrem Kronenchakra vor, sodass das weiße Licht durch dieses und alle anderen Chakren hinabscheint, sie belebt und sogar bis zur Erde reicht. Fühlen Sie, wie zentriert Sie sind und wie Sie im weißen Licht des Kosmos baden. Nehmen Sie ein paar tiefe Atemzüge und strecken Sie die Beine aus, um zum gegenwärtigen Augenblick zurückzukehren.

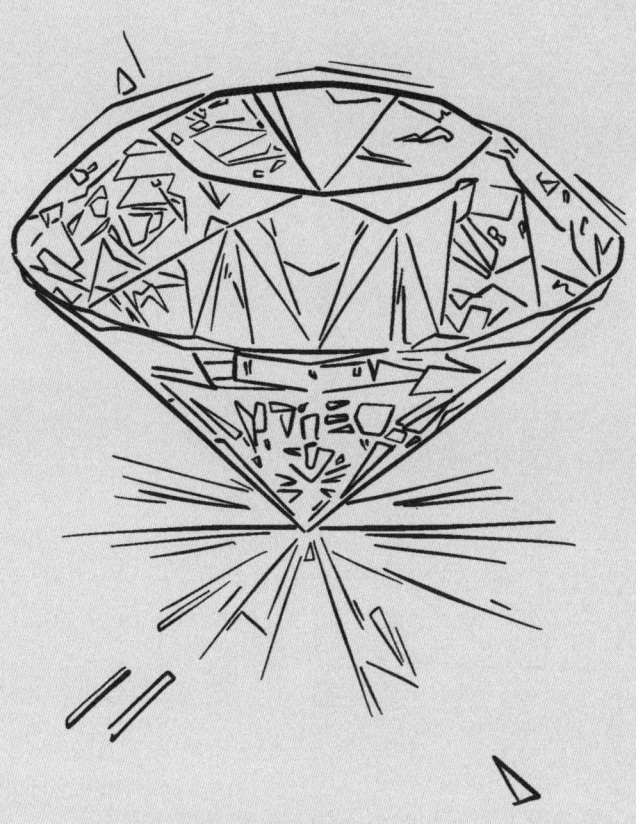

VIERTES

Das gesamte System

Nachdem wir alle sieben Chakren einzeln betrachtet haben, fahren wir nun mit Übungen fort, die das gesamte Chakra-System ausbalancieren können. Diese Arbeitsweise führt zu größerem Gleichgewicht insgesamt. Sie ist nicht so intensiv wie die Konzentration auf eine bestimmte Chakra-Ebene, doch in ganzheitlicher Hinsicht von großem Nutzen. Auf die folgenden Übungen können Sie auch am Anfang zurückgreifen, wenn Sie noch nicht sicher sind, welches Chakra Sie zuerst erkunden wollen.

Wir werden mit Farben, Klängen, Düften und Kristallen arbeiten. Jede dieser Heilungsmethoden kann überaus positive Wirkungen auf die Chakra-Energien haben. Sie funktionieren auf verschiedenen Sinnesebenen – Sehen, Hören, Riechen und Fühlen. Alle vorgeschlagenen Übungen sind hoch entwickel-

KAPITEL

ten Heilmethoden entnommen – Farbtherapie, Ton- und Klangtherapie, Ayurveda, Aromatherapie und Kristallheilung. Jeder dieser Ansätze ist jeweils ein tief gehendes, komplexes Werkzeug und bietet viel mehr, als wir auf diesen Seiten abdecken können. Verstehen Sie diese Ideen als Anregung. Wenn Ihnen eine bestimmte Methode besonders zusagt, befassen Sie sich eingehender damit. Es gibt viele hervorragende Bücher, die Sie hinzuziehen können.

Wenn Sie sich zum ersten Mal mit diesen Ansätzen befassen, befolgen Sie meine Anweisungen besonders sorgsam. Allerdings ist alles, was ich vorschlage, einfach und sicher und sollte sich beruhigend auf Ihr gesamtes Chakra-System auswirken.

DAS GESAMTE SYSTEM

7-CHAKREN-FARBMEDITATION

Diese Übung umfasst das gesamte Farbspektrum und bringt alle Ihre Chakren in ein sanftes Gleichgewicht. Sie eignet sich gut, wenn Sie sich mit neuer Energie versorgen möchten. Zünden Sie eine Kerze an und setzen Sie sich auf einen Stuhl, die Hände entspannt im Schoß.

Atmen Sie zur Entspannung ein paar Mal tief ein. Lenken Sie Ihre Aufmerksamkeit auf die Wirbelsäule. Spüren Sie, an welchen Stellen Sie den Stuhl berühren. Konzentrieren Sie sich auf das Wurzelchakra und visualisieren Sie eine dunkelrote Kugel. Gehen Sie weiter zum Sakralchakra, wo eine orangefarbene Kugel leuchtet. Gehen Sie hoch zum Solarplexuschakra, wo eine Kugel aus goldenem Licht strahlt. Fokussieren Sie sich auf das Herzchakra und visualisieren Sie eine Kugel aus üppigem Grün. Gehen Sie weiter zum Halschakra und stellen Sie sich eine Kugel aus saphirblauem Licht vor. Gehen Sie dann zum Stirnchakra, wo Sie eine Kugel aus dunklem Indigoblau betrachten. Fokussieren Sie zuletzt das Kronenchakra, wo eine Kugel aus lilafarbenem Licht leuchtet.

Entspannen Sie sich und baden Sie in den sieben Farben. Nach einer Weile sehen Sie, wie die Kugel des Kronenchakras zu einem Punkt lilafarbenen Lichts zusammenschrumpft. Bewegen Sie sich weiter nach unten und stellen Sie sich vor, wie sich jedes Chakra auf diese Art schließt. So bleiben die Chakren empfänglich, aber nicht überaktiv.

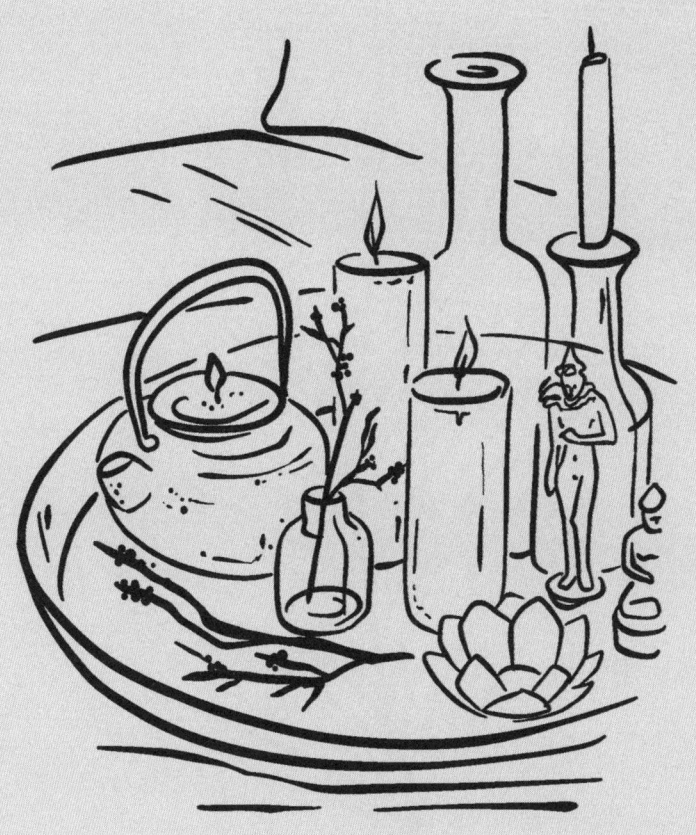

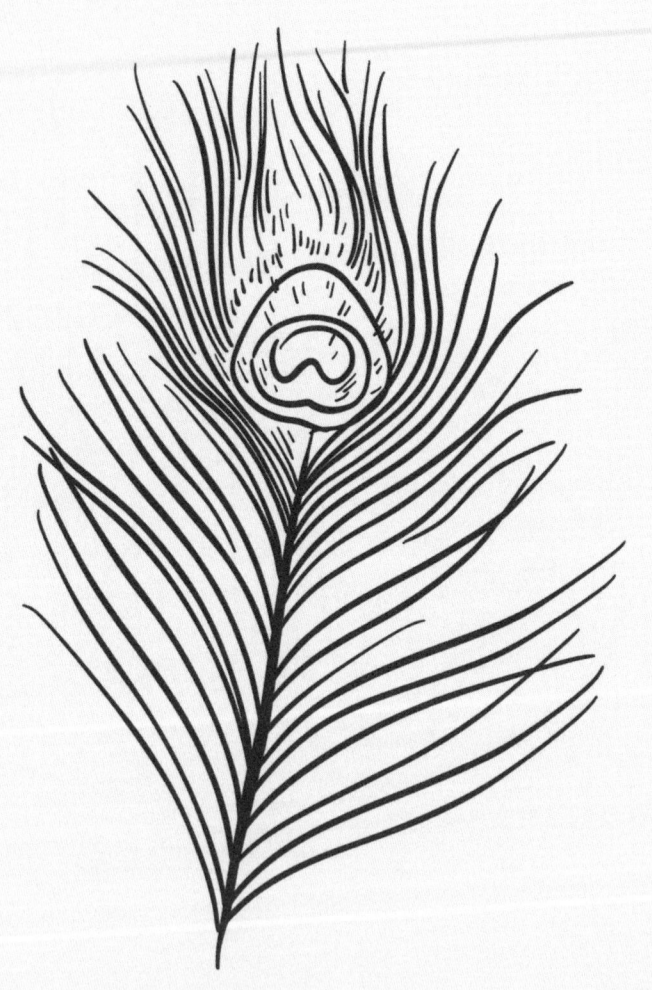

INSPIRATIONEN

*Die Natur eilt nicht,
und doch wird alles vollendet.*

LAOTSE
(UM 604–533 V.U.Z.)

*Was in irgendeiner Weise schön ist, trägt die Quelle
seiner Schönheit in sich und ist in sich vollkommen.*

MARK AUREL
(121–180)

DAS GESAMTE SYSTEM

7-CHAKREN-TÖNÜBUNG

Das Singen oder Tönen von Mantras ist eine heilsame Übung, die alle Chakren ausbalanciert. Vokaltöne sind im Allgemeinen rein, weil der Mund beim Erzeugen des Klangs geöffnet ist; Konsonanten schließen und erden die Vokale. Die Mantras weiter unten sind traditionelle Varianten von Konsonanten rund um den Klang »A« (ahh) und finden ihren Höhepunkt in »M« (mmm), einem Summton. Zudem entspricht jedes Chakra der Note einer einfachen Tonleiter: Stimmen Sie diese mit einem Keyboard oder einer Blockflöte an, um den Ton zu treffen.

Tönen Sie jedes Mantra einmal der Reihe nach und spüren Sie den Unterschied zwischen den Klängen. Für das Wurzelchakra tönen Sie LAM (Note C), für das Sakralchakra VAM (Note D), für das Solarplexuschakra RAM (Note E), für das Herz YAM (Note F), für den Hals HAM (Note G), für die Stirn OM (Note A) und für das Kronenchakra AUM (Note H).

Schreiben Sie zu Beginn eine Liste von Mantras, die Ihnen hilft, die richtige Reihenfolge einzuhalten. Wenn Sie es schwer finden, eine Tonleiter zu singen, wählen Sie eine Note aus, die sich angenehm für Sie anfühlt, und nehmen Sie die gleiche Tonlage für alle Mantras.

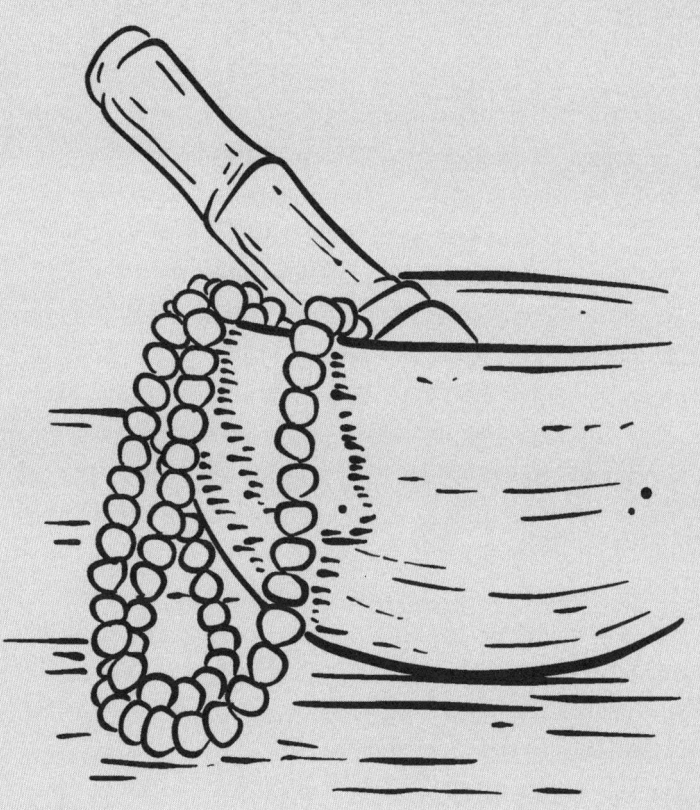

DAS GESAMTE SYSTEM

ÄTHERISCHE ÖLE UND DIE CHAKREN

Ätherische Öle sind hochkonzentrierte Düfte, die von Pflanzen extrahiert werden. In der traditionellen indischen Medizin werden sie seit Jahrhunderten als leichte Heilmittel eingesetzt, die ihre Wirkung insbesondere dann entfalten, wenn sie direkt auf Energiestellen wie die sieben großen Chakren aufgetragen werden. Verwendung finden sie auch in der Aromatherapie, wo sie in ein pflanzliches Basisöl gemischt werden. Anschließend wird der gesamte Körper damit eingerieben, was zur Erholung und zum Wohlbefinden beiträgt. Es ist wichtig, ätherische Öle zu verdünnen, um mögliche Hautirritationen oder Nebenwirkungen zu vermeiden. Folgen Sie dabei exakt den Angaben für eine bestimmte Mischung. Sie eignen sich nur zur äußerlichen Anwendung und sollten nie eingenommen werden.

Um die Energien der Chakren mit ätherischen Ölen auszugleichen, müssen Sie eine Mischung herstellen und sie direkt auf die Stelle des Chakras auftragen. Dabei handelt es sich nicht um eine Massage im Sinne der Aromatherapie, sondern um eine ayurvedischen Methode (traditionelle indische Medizin). Die Mischung wird drei Minuten lang mit einer kreisförmigen Bewegung im Uhrzeigersinn über einen kleinen, etwa apfelgroßen Bereich an der Stelle des Chakras in die Haut

ÄTHERISCHE ÖLE UND DIE CHAKRAS

einmassiert. Die Wirkung ist sehr subtil. Die Lage des Chakras ist wie ein Tor, das den heilenden Eigenschaften der ätherischen Öle erlaubt, in den Körper einzudringen.

Wenn Sie entschieden haben, mit welchem Chakra Sie arbeiten möchten, stellen Sie die entsprechende ätherische Ölmischung mithilfe der Liste auf Seite 118 her, um das ausgewählte Chakra zu unterstützen, ins Gleichgewicht zu bringen und zu harmonisieren. Für jede Mischung benötigen Sie vier Teelöffel (20 ml) Bio-Sonnenblumenöl als Basisöl, das Sie in ein sauberes dunkles Glasfläschchen füllen. Geben Sie die ätherischen Öltropfen genau nach Anleitung hinzu und schütteln Sie die Mischung. Zum Auftragen reiben Sie etwa einen halben Teelöffel Öl fest, aber ohne großen Druck im Uhrzeigersinn über den Chakra-Bereich. Nach drei Minuten können Sie entspannen. Sie entscheiden selbst, ob Sie die Mischung auf der Vorder- oder Rückseite des Körpers einmassieren wollen. Tragen Sie Ihre Chakra-Mischung je nach Bedarf ein- oder zweimal am Tag nach einem Bad oder einer Dusche auf. Nach mehreren Tagen sollten Sie einen Unterschied in diesem Chakra-Bereich spüren. Wenn Sie mit einer neuen Ebene arbeiten möchten, stellen Sie die entsprechende Mischung her und tragen Sie sie auf dieselbe Art und Weise auf.

Für das Kronenchakra stellen Sie die Mischung mit vier Teelöffeln (20 ml) unparfümierten Shampoos her, das in den Kopf einmassiert wird und anschließend zum Haarewaschen genutzt werden kann.

DAS GESAMTE SYSTEM

Ätherische Ölmischungen für die Chakren

Denken Sie daran, dass jede Mischung mit vier Teelöffeln Bio-Sonnenblumenöl als Basisöl hergestellt wird. Geben Sie die ätherischen Öle ins Basisöl, schütteln Sie das Fläschchen und schon haben Sie die fertige Mischung.

- **Wurzelchakra** 2 Tropfen Vetiver, 2 Tropfen Ingwer: erdiger und tief wärmender Duft, sehr erdend.
- **Sakralchakra** 2 Tropfen Sandelholz, 2 Tropfen süße Orange: holziges und leicht zitrusartiges Aroma, das öffnet und fröhlich stimmt.
- **Solarplexuschakra** 2 Tropfen Grapefruit, 2 Tropfen Fenchel: pikanter und leicht anisartiger Duft, reinigend und strahlend.
- **Herzchakra** 2 Tropfen Rosenöl, 2 Tropfen Kardamom: reiches, süßes und würziges Aroma, ausdehnend und wärmend.
- **Halschakra** 2 Tropfen Römische Kamille, 2 Tropfen Manuka: sanftes, mild fruchtiges und leicht würziges Aroma, das öffnet und beruhigt.
- **Stirnchakra** 2 Tropfen Weihrauch, 2 Tropfen süßes Basilikum: erbauliches, harziges Aroma, erweitert die Wahrnehmung.
- **Kronenchakra** 2 Tropfen Neroli, 2 Tropfen Rosenholz: ein außergewöhnlich milder, sanfter und ausdehnender Duft.

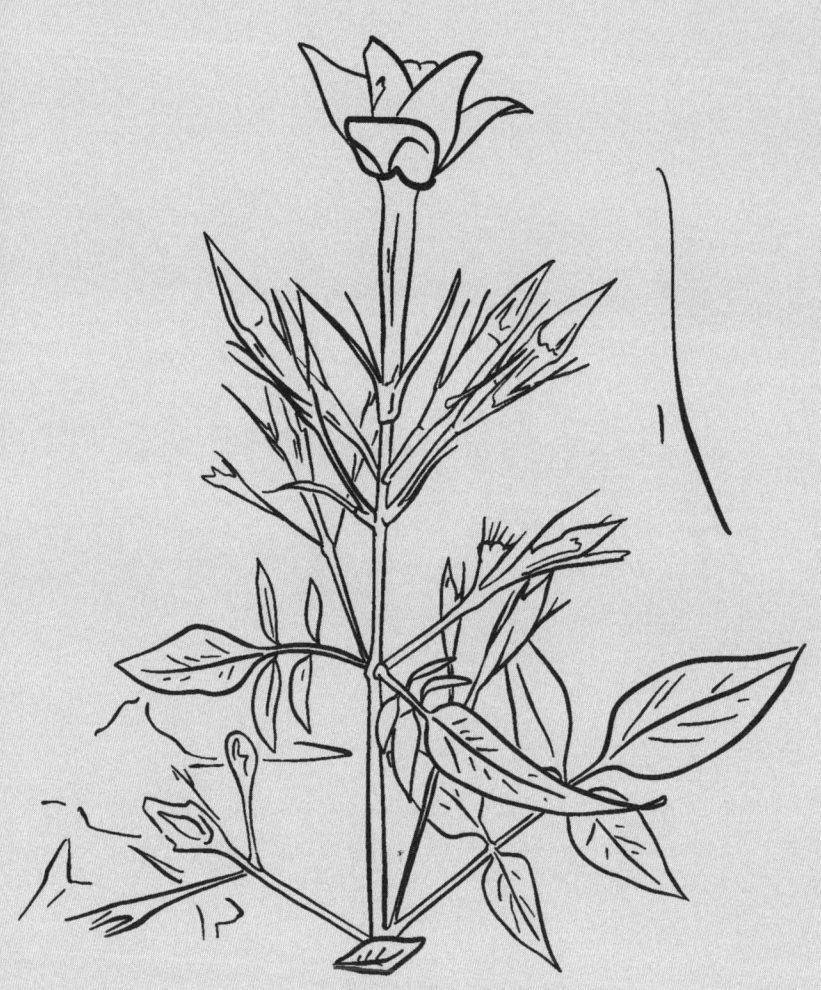

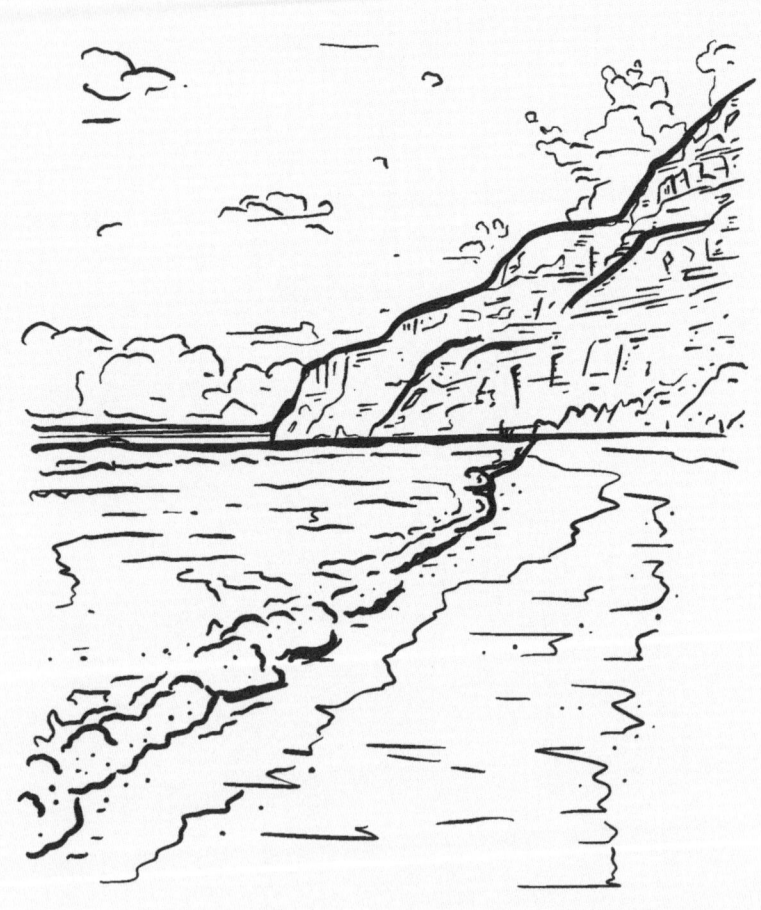

INSPIRATIONEN

Ich biete euch Frieden.
Ich biete euch Liebe.
Ich biete euch Freundschaft.
Ich sehe eure Schönheit.
Ich höre eure Wünsche.
Ich spüre eure Gefühle.
Meine Weisheit fließt aus der höchsten Quelle.
Ich grüße jene Quelle in euch.
Lasst uns zusammen nach Einheit
und Liebe streben.

MAHATMA GANDHI
(1869–1948)

DAS GESAMTE SYSTEM

KRISTALLE UND DIE CHAKREN

Kristalle sind erstaunliche Kombinationen von Mineralien, die auf bestimmte chemische Erwärmungs- und Abkühlungsprozesse der Erdkruste reagieren und geometrische Strukturen in atemberaubenden Farben erzeugen. Seit jeher werden sie von den Menschen abgebaut. Antike Kulturen stellten auf der ganzen Welt Verbindungen zwischen diesen Steinen und dem spirituellen Bereich her, trugen sie als heilige Symbole oder verwendeten sie in Heilpraktiken.

Die alten Ägypter stellten besonders kunstvollen rituellen Schmuck her, darunter Königskronen und goldene Halskragen mit blauem Lapislazuli, rotem Karneol und schwarzem Onyx. Die Azteken verblüfften die spanischen Invasoren mit riesigen Smaragden, die sie als heilige Steine trugen. Indische Machthaber waren buchstäblich von Kopf bis Fuß mit Edelsteinen bedeckt, die sie in ihre Kleidung einnähen ließen. Diese alten Kulturen verwendeten Edelsteine und Kristalle, um Macht und Reichtum zu demonstrieren, aber sie waren sich auch der feinstofflichen und heilenden Aspekte der Steine bewusst und trugen sie bewusst an bestimmten Stellen.

Haben Sie sich je gefragt, warum Sie sich an einem speziellen Tag für ein bestimmtes Schmuckstück entscheiden? Womöglich wählen Sie instinktiv einen Stein aus, mit dem ein Chakra aktiviert wird. Gra-

KRISTALLE UND DIE CHAKREN

nat, Blutstein und Hämatit entsprechen dem Wurzelchakra und spiegeln die rote Farbe dieses Chakras wider. Bernstein, Karneol und Koralle beleben das Sakralchakra und reflektieren warme Orangetöne. Der wunderschöne goldene Zitrinstein (ein funkelnder gelber Quarz), das goldene Tigerauge und der goldene Topas reinigen das Solarplexuschakra. Aventurin und Smaragd sind grüne Steine, die das ausgedehnte Herzchakra unterstützen. Auch Rosenquarz ist mit diesem Bereich verbunden, da er das Rosa der bedingungslosen Liebe widerspiegelt. Der himmelblaue kristallene Coelestin, das blau-grüne Türkis und der hellblaue Spitzenachat tragen alle zur Beruhigung des Halschakras bei. Lapislazuli, Saphir und Amethyst entsprechen jeweils dem Stirnchakra. Diese Steine leuchten in unterschiedlichen Dunkelblau- oder Lilatönen, weniger stark im Lapislazuli und Amethyst, aber sehr kräftig im Saphir. Klarer Quarz und Diamanten unterstützen das Kronenchakra. Dieses Chakra reflektiert das blendende Weiß, das man in diesen schönen Steinen erkennt.

Eine Heilübung mit Kristallen für die Chakren

Diese Übung basiert auf einer einfachen Heilmethode mit Kristallen zum Ausbalancieren der Chakren. Sie müssen mit einem Freund oder einer Freundin arbeiten und benötigen insgesamt acht Kristalle, jeweils einen Blutstein, Karneol, Zitrin, Aventurin, Rosenquarz, blauen Spitzenachat, Amethyst und klaren Quarz. Dabei kann es sich um kleine »Trommelsteine« handeln, die bei Kristallhändlern erhältlich sind. Halten Sie sie vor der Nutzung unter kaltes Wasser, um sie zu reinigen.

Die Person, die die Behandlung erhält, liegt bequem auf dem Boden, den Kopf auf ein Kissen gebettet und mit einem sauberen weißen Laken bedeckt. Die Person, die die Behandlung durchführt, sollte die Kristalle wie folgt auf den Körper legen: Blutstein auf den Unterbauch, Karneol auf den Bauchnabel, Zitrin auf den Solarplexus, Aventurin und Rosenquarz auf die Brustmitte, blauen Spitzenachat auf den Hals, Amethyst auf die Stirn und klaren Quarz auf den Boden über dem Kopf. Lassen Sie die Person, die die Behandlung erhält, etwa zehn Minuten in den Kristallenergien baden. Entfernen Sie dann die Kristalle und halten Sie sie unter kaltes Wasser, um sie erneut zu reinigen. Entspannen Sie sich und besprechen Sie, wie sich die Übung für beide Seiten angefühlt hat. Tauschen Sie dann die Plätze und wiederholen Sie die Übung.

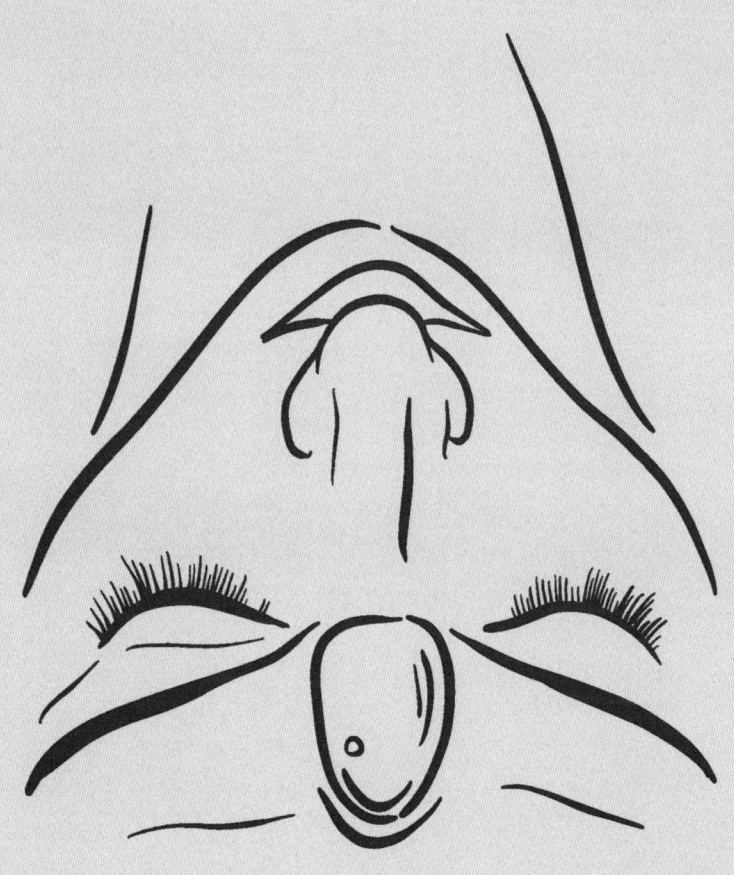

REGISTER

ADHS 100
Alltag 11, 14, 18, 99
Aromatherapie 109, 116
Asana 44, 64, 84, 104
Ätherische Öle 14, 28–29, 31–33, 44, 116–121
Atmung 30–31, 35, 44, 47, 54, 57, 64, 67, 70, 74, 81, 84, 87, 94, 97, 104, 110
Auge, drittes 17, 33, 88–89
Ayurveda 44, 109, 116

Beecher, Henry Ward 52
Beschwerden 28–29, 31, 33, 34, 49
Bewusstsein 14, 17, 38, 84, 89, 97
Beziehungen 49–50, 59
Blutdruck 31
Blutkreislauf 31

Chinesische Symbole 49
chronische Krankheiten 23, 29

Darm 29, 30
Depression 34, 100

Ego 58, 60, 89
Eierstöcke 24
Emerson, Ralph Waldo 43, 62
Emotionen 14–15, 18, 22, 34, 40, 50, 57, 59, 70, 81, 87, 88

Energie
    Energiesystem 6–7, 8–9, 11, 19, 24, 34, 36, 48–49, 58, 68, 78, 81, 98–99, 100
    Energiefluss 6–7, 8–9, 14–15, 17, 18, 22, 50
    universelle Energie 7, 16–17
    Energie erhöhen 19, 28–29, 32–33, 35, 38–39, 40, 47, 67, 74, 76, 84, 89, 110
    Energie ausbalancieren 7, 8, 15, 18–19, 22, 24–25, 36, 49, 59, 60, 67, 84, 87, 108, 116, 124
    Energiemangel 50, 70, 91, 110, 116
Entspannung 6, 22
Erkältungen 29, 31
Euripides 13

Farben 11, 48, 68, 76, 78–79, 88, 91, 97–98, 100, 106, 108, 110, 122–123
Füße 35, 39, 91, 106

Gandhi, Mahatma 121
Gehirn 25, 33
Gleichgewicht 7, 13, 18–19, 22–25, 30, 35, 44, 49–50, 58, 60, 64, 68, 70, 91, 100, 108, 110, 117
Gogh, Vincent van 52

Hals 10–11, 17, 25, 32–33, 50, 70, 78–87, 94, 99, 110, 114, 118, 123, 124
Hand 11, 70, 100

Harmonie 6, 18–19, 23, 25, 35, 68, 78, 84, 87, 117
Heilen/Heilung 7, 23, 79, 108–109, 114, 116–117, 122, 124
Herz 10–11, 17, 24–25, 30–31, 68–76, 79, 99, 110, 114, 118, 123
Herzchakra 9–10, 24, 30–31, 68–77, 110, 118, 123
Hirnanhangdrüse 25
Hoden 24
Hormone 24–25, 29, 50
Husten 31

Immunsystem 25, 28–29, 31
Infektionen 31–32

Katha Upanischad 103
Kinder 100
Kopfschmerzen 33, 91
Kraft 6–7, 16, 19, 22, 40, 59, 76, 78, 87
Kreativität 11, 17, 48, 69, 78, 81, 88–89, 99
Kreuzschmerzen 40, 48–49, 50, 54, 64
Kristalle 14, 19, 108–109, 122–125
Kronenchakra 10–11, 15, 25, 34–35, 89, 98–107, 110, 114, 117–118, 122–123

Laotse 27, 113
Leber 30
Licht 25, 34–35, 57–58, 67–68, 76, 79, 82, 89, 97–98, 104, 106, 110

Luft, frische 34, 57, 68, 70, 98
Lunge 68, 78, 94

Magen 30
Mantra 89, 114
Mark Aurel 113
Massage 28, 44, 116–117
Meditation 35, 110
Menstruationsbeschwerden 29, 34
Milz 30
Mond 50, 57
Mund 78, 114

Nase 33
Nerven 30, 58
Nieren 24, 28–29, 38–39
    Nebennieren 24, 28–29, 38–39

OM 89, 114
Organe 24, 29, 30–31, 54

Prana 6

Reinigung 15, 25, 59, 67, 78–79, 118, 123–124
Rückenschmerzen 28, 40, 48–49, 54, 74, 84, 94
Ruhe 22, 35, 57, 91, 97, 100
Rumi 73

Sakralchakra 10, 17, 24, 28–29, 48–57, 59, 79, 91, 99, 110, 114, 118, 123

Sanskrit 6, 9, 38, 48, 68, 78, 88, 98
Schilddrüse 25, 32–33
Schmerzen 31, 33, 40, 49, 58, 68, 91
Schmerzlinderung 33, 40, 49
Shakespeare, William 92
Shelley, Percy Bysshe 82
Solarplexus 10–11, 17, 24–25, 30, 58–67, 68, 70, 79, 89, 91, 99, 110, 114, 118, 123, 124
Spannungen 91
Stirnchakra 10–11, 17, 25, 33, 88–97, 99, 110, 118, 123–124
Stress 14, 22, 28–29, 30–31, 39, 81

Thoreau, Henry David 92
Thymus 24, 31
Töne 19, 32, 79, 109, 114

Upanischaden 73

Verdauung 30, 44, 54
Vergil 62
Verspannungen 50
Verstopfung 29
Visualisierung 8, 14, 18–19, 24–25, 36, 47, 57, 67, 76, 87, 97, 104, 106, 110

Wasser 49, 57, 79, 87, 98, 124
Wirbelsäule 9, 11, 25, 28, 38, 40, 44, 47, 49, 74, 94, 104, 110
Wurzelchakra 10–11, 15, 17, 24–25, 28–29, 35, 38–47, 59, 79, 91, 99, 110, 114, 118, 123

Yin und Yang 49
Yoga 7, 14, 18, 24, 29, 44, 54, 64, 74, 84, 94, 104

Zhang Zai 21